どちらであっても

臨床は反対言葉の群生地

どちらであっても

臨床は反対言葉の群生地

徳永進

岩波書店

はじめに

かなり昔の幼稚園児のころ、なんだか自由だったような気がする。なつかしくそう思いたいだけで、ほんとは規則正しい生活をするようにと、規制の網が少しずつ、ぼくら子どもたちを覆い始めていたのかも知れない。思い出すことがある。幼稚園児の時に、サボるという行為に走ったことがあった。先生に「母が「早引きさせてもらいなさい、町に用事があるから」と言いました」と嘘をついて、友だち三人も一句違わぬ嘘を言って、共同逃亡をしたことがあった。今思っても、大胆なことだった。規制を子どもなりに感じ、反射的にサボろうとしたのかも知れない。それなのに、小学生の時は、サボらなかった。サボれなかった。高学年の時の担任は権威を振りかざす人で、自分の質問に生徒が正解で答えられない時、「頭一〇遍」とぼくらに命じ、生徒は自分の掌骨で自分の頭を一〇遍叩いた。「音が小さい！　もう一〇遍！」と命じられたりして、サボりそびれた。中学生の時は部活に忙しく、サボらなかった。サボろうと声を掛ける暇がなかった、と言えばいいか。

高校生の時、サボった。聞きたい講演があって、郊外にある大学に、講演を聞きに行った。指定の授業をサボるのは、気持ちよかった。解放感があった。

大学生になったらサボるのがルーティンで、授業を受ける方が稀有、だった。学園闘争のさなか、学生はストライキ、授業ボイコットで、滅多に教室の戸は開かれない、というような時代だった。社会の規制から逃れているようで、心身ともに開かれているようで、責任は自分が持っているようで、自由を覚えた。その自由の中で、いろんな形の差別が存在することを知ったり、演劇というものがあることを知ったり、学生として出来ることは何かと模索したりした。押しつけられる学びではない学び、があることにも気付かされた。

それなのに、医学部の卒業が近づくころから、「人民のための医療をめざさねば」と、サボったことをちょっと後悔し、国家試験の受験勉強を慌てて始めたりした。いつの時代も、試験には正解と不正解があった。正解でなければ合格にならなかった。正解こそが必要で、正義だった。また元の、正解一つの世界に戻って行った。

医者になって臨床に出ると、サボる暇はなかった。未熟な医者のままであってはならないと、切磋琢磨をすることになった。精勤に働いた。患者さんの苦痛や、治って欲しいというこちらの願望が、サボりそびれる大きな理由だった、と思う。

臨床の日々は、一九七四年の春から始まった。医師免許証が下りたのは五月三〇日だったが、四月には研修病院にもぐり込ませてもらった。大袈裟にいうと別の意味で実践上の正解を求めるエリアに進入していった。医療過誤を起こしてはならなかった。技術は未熟なので、過誤を生じる危険性をいつもはらんでいた。緊張の日々はかぎりなく続いた。誤診をしてはならなかった。診断はいつも正解でなくてはならなかった。正しい診断に辿り着き、正しい治療をして、生還してもらわねばならなかった。このことは、医療への信頼の中核に位置することだった。ひたすら、一つの正解のために、正義のために。

正解や正義を求めて臨床の日々をかさねながら、ふと違和感を覚えることに出喰わすようになった。「感染症の人は隔離し、市民にうつさないようにするのが、社会的正義」、「がんが見つかっても隠すのが医療者の思いやり」。時代が流れ、「がんが見つかったら、正確に伝え、今後の治療について導く」、「家族愛にまさるものはない。どの家族にもていねいに説明する」とか。死が近づいてなお苦しみが続く時、「薬によるセデーション（鎮静）を考えてあげることが正しい」、など。どれも一面の真理は持つが、言い切れない世界を抱えているのに、正解は一つと言い切ろうとする風潮すらあると気が付き始めた。言い切れる正しさなんて、臨床にはないのではないか、と思い始めた。その時、その場で、そういう情況の中で、集まった面々の思いを汲み、とりあえずの一つの道を差し出してみることでしか、臨床ははじまらないのではないか。そして、その次に出会った岐路で、また綿々とああでもない、こうでもないと意見を出し合ってみる。正解や正義は固定してあるのではなく、流動の中に見え隠れする、と思い始めた。臨床の日々で自分や仲間の錯誤がそのことを教えてくれた。

混沌とする臨床で感じたことを綴ってみた。冒頭の「初心巡礼」は、臨床医二八年目の時に綴った小さな自分史。その次の「反対言葉の群生地」は、臨床医三七年目、相矛盾する言葉が臨床には共存していることに気付き、小さな総論として綴った。そのあとの二三篇は、改めて、臨床に棲息していると思われる反対言葉たちについて、混沌をほどければと、臨床医四〇年を過ぎて綴ってみた。でも、ほどけることはなかった。

「真実は矛盾の中にこそある」と先人たちは既に記している。その洞察に達したいと思いながら達し得ず、今もしどろもどろして混沌の中に居続けている文章たちを、臆面なく、衒いなく、連ねてみることにした。

二〇一六年二月

徳永 進

どちらであっても

臨床は反対言葉の群生地

目次

はじめに

装丁＝後藤葉子

初心巡礼

死は自分の中でテーマだった。いつから、と考えてみると、生命の起源の不思議に巻き込まれた時だから、高校二年生のころからだろうか。そのころから、可能なら死の横で仕事をしようと思った。いわゆる医者として、人の死にたずさわる仕事がしたいと思った。夢というと大袈裟だけど、初心はそこに在った。

医学部を卒業し、医師となったのが昭和四九年。もう二八年前のことになる。研修医として修業させてもらったのは国立京都病院。医局解体、講座制反対という訴えを支持していたから大学病院には縁がなかった。国立京都病院は昔の陸軍病院。あのころ、古い木造の結核病棟もあったし、解剖室もあって、実践を学ぶのにいい雰囲気の病院だった。そこでぼくは医者として初めての死に出会った。自分がする初めての病理解剖も経験した。初めての医療過誤も含め、全てが初めての忘れ難い病院である。

それから大阪の吹田市にある小さな無床診療所で働いた。地域医療の実践のために飛び込んだのだが、思うような仕事はできなかった。ぼくは失意の二年間を過ごす。虚しい日々を送った理由はいろいろあるが、死がないというのも大きな理由だった。二年間いて看取った死は二人。いざとなると住民は大きな病院へ向かい、死の横での仕事はぼくに与えられなかった。ぼくは誰の死からも期待されてはいなかった。千里ニュータウンの公団住宅の一室からぼくは鳥取の方を眺めていた。「あっちでも人は死を迎えてるだろうなあ」。

鳥取の一般病院に就職したのは、昭和五三年。今から二四年前である。全国的に医師数は少ないころで、医者ならどんな医者でも歓迎というころである。二年間だけその病院で働き、そのあとは谷の医者となって、山村で診療所を開くつもりだった。夢はもろくも崩れる。同僚の内科医が次々に開業し、病院は医師不足。辞めるどころではなく、馬車馬のように働かねばならなかった。死はぼくの横に戻ってきた。先輩の医者から重症の患者さんを紹介してもらうことも増え、死の横での仕事が日常となった。谷の医者の夢は消失し、代わって「地方勤務医」という言葉が身につくようになった。そのころ地方勤務医は、どんな病気でも診た。白血病も心筋梗塞も消化管出血も呼吸不全、それに腎不全、なんでも診た。それから五、六年経つと、内科領域でも専門分化が生じ、臨床はレベルアップし、以前には治癒させることができなかった病気を治していくようになった。

今なら死に至らずに済んだのに、と思う人たちが何人もある。言ってみれば救急疾患で肉体が突然破綻を迎えた人たちだ。今、そんな患者さんは、ＩＣＵ（集中治療室）で、各種のラインを挿入しモニター装着し、レスピレーターや透析器で危機を乗り越えていったり、内視鏡下の処置で危険から脱出したりしている。白血病の治療も大きく変わった。でもあのころは臨床の過渡期で「仕方がなかった」「できる限りのことはしている」「重態だと思って下さい」という弁明をするしかなかった。

昭和五〇年代から六〇年代前半を地方勤務医として過ごし、死に対しての思い出としてあるのは、死なせずに済んだのではないかと思う患者さんたちの群れ、である。夜中に呼び出され、早朝に呼び出され、休日に呼び出され、冷汗の出る患者さんを診、血圧は下がり尿は出ず、そして死を迎える。「いろいろお世話になりました」と家族に一礼されると、ただこちらも一礼するしかなく、お互いの間に何かしっくりしないものが横たわったまま霊柩車を見送るしかなかった。申し訳なさが残る死、と言えばいいのか納得できない死と言うべきか、いや、わだかまりが双方に残る死と言うべきだったかも知れない。

死に対して、わだかまりが残っている、ということは取り消すことのできない臨床体験の事実で、そのことが死に対する姿勢の一本の柱になって今もある。

地方勤務医は、先輩からがんの末期の患者さんも紹介される。死が近い人を受け持つとポケットベルは二四時間ON体制となる。自由な時間を奪われるので、がんの末期の患者さんを受け持つことは、臨床医の誰もが喜ぶ仕事ではない。でもぼくは、張り合いを覚えた。何かに魅せられていた。何にだろう。一つは患者さんの姿、患者さんの語る言葉、もう一つは家族の対応、家族の語る言葉だったろうか。それらはほんとの仕草でほんとの言葉で、人間のほんとの表情だった。宝物と言っていいものだった。

死のまわりにある〈ほんとう〉には引きつけられるものがあった。考えさせられ、興味深くもあり、ちょっと不謹慎に聞こえるかも知れないが、心揺さぶられ、そして面白さを覚えた。

地方勤務医時代、いろんな患者さんを受け持った。病室で最後まで油絵を描く画家の人もいた。「済んだ、済んだ」と自分の一生はもうこれで終わり、と宣言する人もあった。死の時のお経を唱えながら救急車で運ばれ、二日後に亡くなった酒飲みの和尚さんもいた。「田んぼの土を踏みたい」と言って、ほんとに田植え前の田の土を踏んだ胆管がんの農夫のおじいさんもいた。亡くなる三日前に、鏡で城跡の桜をお見せすると、「あっ、桜、きれい！」と小さな叫び声を上げた四〇代の女の人もいた。「旅、いいですか？」とグァム島へ行った脳転移の人もいた。「俺ダメかも知れない、最後までよろしく」とフィアンセに言い残した二八歳の青年もいた。いろいろな人が、精一杯に生きようとされ、精一杯の姿で死を迎えていかれた。ただ、ほんとに十分な対応や支えができたか、と振り返ると、十分ではなかったな、と思う。勤務医という逃げ場のある仕事に限界があったのかも知れない。亡くなった写真家の岡村昭彦が、「フリーでなきゃ、仕事はできないよ」とテレビで語っていたのを思い出した。

去年(二〇〇一年)の一一月、二三年八ヵ月続けた地方勤務医を辞めた。代わって、自分たちで一九床の有床診療所を作り、そこで働くことにした。自分で土地を探し、設計図を作り上げ、建築業者とけんかをし、近隣の人たちに説明し、詫び、銀行に資金ぐりの交渉をし、「金利、まけてくれ」と土下座せんばかりに頼み込み、働く人を募集した。面白いといえば面白いことごとの連続、大変といえば大変なことごとの連続で毎日が過ぎた。ゆったりとした時間の中で好きな紅茶を飲む気分になかなかなれず、そんな時間が持てたらなあ、と憧れた。フリーなんて茨の道、フリーは不自由だった。

深い信仰に支えられているわけでも、教団や財団に支えられているわけでもない。ただ昔から、自分でそういう診療所を作ってみたかっただけ。初心は高くついた。

『死ぬ瞬間』を書いた精神科医のエリザベス・キューブラー・ロスが、第二次世界大戦のあとナチスの強制収容所のあとをナップサックを背負って、ヒッチハイクしながら歩き、途中で〈チフス診療所〉でボランティアとして働いたのだが、その診療所のことを、何度も思い出した。診療所がスタートして、困難なことに出会うたびに、サリンで人を死に追いやり無期刑となったH医師のことを思い浮かべた。今の彼ならどんな困難にぶつかっても、患者の前で文句を言うことなく、汗をかき、もくもくと働き、働くことに深く感謝し、患者にひれ伏すだろう、と思った。ぼくも自分の中の深い罪人に会うか、ガチガチのイデオロギー論者の指導に従うか、金もうけに走るかでないと、甘い志なんぞだけでは続けられぬだろう、と思ったりもした。でも、作ったパンフレットのどこかに書いた一行は「人の悩みから出発する。患者さんの希望と選択を支える。昼の雲、夜の星を大切にする」と、やっぱり甘い志だった。

一九床有床診療所を始めて六ヵ月が経った。患者さんたちはぼつぼつ来て下さっている。

有難いなあ、とつくづく思う。難問を抱えた患者さんがやってくることも多い。肉体的な問題、精神的な問題、働かず家族に迷惑をかけているなどという社会的な問題。いろいろな問題がある。問題がない人なんかない。問題があって当たり前ととらえ、何とかならんかな、と考え合っていると細々と道は生まれる。管理的な評価で問題患者と決めつけると、道は閉じ、消える。

「もう殺してくれ」と叫ぶ患者さんがいた。強い鎮静剤を打ったが効かなかった。車に乗せてもらって昔飼ってたイヌに会って、笑顔が戻った。イヌは自分を忘れてなかったどころか、帰る自分の車を追っかけてくれた。見捨てられていない、という感慨が彼に生きる力を呼び戻した。／「息子の死の時はお世話になりました」と言った肝がんの末期の男性がいた。地方勤務医のころの忘れられない青年のお父さんだった。「わしゃ、家がいいです」と在宅での日々を希望された。テレビが終日つけっぱなし。夜中、テレビの前で奥さんに看取られて亡くなった。／近くの神社の祭りがあって、山車がやってきた。診療所の前で町内の子どもたちが踊った。いつも痛みを訴える末期のおばあちゃん、カメラを持ってバチバチ写した。見たことのない笑顔。／ホタル見たい、という希望あり、皆でホタル狩りに行った。解放区のようなものだから、夜でも自由な行動ができる。／肺がんで、余命数ヵ月と言われ、和歌山から郷里の鳥取に帰ってきた男性。死と向かい合い、そしてこう言った。「自転車に乗りたい。街を走ってみたい」。組み立てた自転車が病室にある光景を、医者になって初めて見た。不思議な病室に見えた。五三歳で診療所を始めてから、いろんなことに初めて出会う。

ぼくの中で死は今もテーマだ。新しい診療所でいろんな創意工夫をし、試行錯誤をし、死の前で善戦する患者さん、健闘する家族を支えていきたいと思う。自然への感謝と畏敬、人への興味と敬意を持ち続けながら。

反対言葉の群生地

最近、反対言葉が気になっている。一方向の言葉は視界が狭い。現代は、言葉が画一化の傾向を帯び、言葉の方向は正しき一方向でなくてはならない、という強迫傾向にある。その呪縛からの脱出を目指し、反対言葉を発掘して、人間や社会を見つめ直す作法を身につけたら、世界は広がって、面白いだろうな。

家族は親しい他人

振り返ってみる。いつから反対言葉が気になり始めたのか。大学生のころに端を発した、と言えようか。高校生まで鳥取で過ごし、受験勉強の日々を送っていたが、その中では「正しい答えが一つ」という教育の中にいて、そのことを疑うこともなかった。

大学生になって、京都「楽友会館」での「家の会」というサークルに参加した時、主宰者の一人だった鶴見俊輔さんが、「家族の定義は」と言って、「家族は親しい他人」と語った。驚いた。今まで、家族は他人でないもの、他人は家族でないもの、というくらいの定義しか頭になかったのに。脳がぐらぐらっとした。「いい定義だ」と感じた。自分の家族のことを考えても、了解できる、救われる、と感じた。その後臨床の場で、多くの家族に出会うことになるが、この定義に今も助けられる。

告げる、告げない

三六年前の研修医のころである。初めて受け持った肝がんの患者さんには終始、「がんじゃありませんからがんばりましょう」を繰り返した。挙句、「またそんなええ加減なことを！」と叱られた。吐血後のショックの時には、「私は死にます。死の淵まで行ってきました」と言われてしまった。そのころ欧米ではがんの患者さんにはがんを告げるらしい、と伝わってきた。「告げるのが正しい時代となったらしい」と伝わってきた。日本も遅れてはならない、と勝手に思った。

告知こそが正しい、そんな時代を迎えているのだと思って帰郷し、総合病院に就職した時、受け持った肺がんの患者さんに、生まれて初めてがんの告知をした。告知直後に患者さんは突然に泣き出し、深い悲嘆に落ちていった。冬の夕暮れに訪室したナースが「あかりつけましょうか?」と尋ねると、「いえ、いいです。いずれ電気のない国へ行くけぇ」と言う、と看護記録に書いてあった。

がんを告げない時も告げた時も失敗した。「いったいどっちが正しいのか」という問いが頭を巡った。問いが間違っていた、と後々気付く。多くの患者さんや家族に会って、決められた正しい答えなんかない、と気付く。みんな、ひとりひとり。好きな魚や野菜や肉や、好きな麺類や風呂の温度やお酒や、好きな色や音楽がひとりひとり違うように、がんの告知もひとりひとり違う、ただそれだけ。決めつけてはいけない、押しつけてはいけない、と教えられた。「Aと非A」という反対言葉が共にあればこそ、臨床はふくらみを持つ。

道の詩、音の詩

小説も詩も、映画も写真も演劇も、あらゆる芸術作品、表現活動は、戦時中の国策作品を除けば、その作品の中に反対言葉を持っている。現実社会の隅々も日常生活も反対言葉を持っている。政治や行政、教育、あるいはメディアが、反対言葉の世界を避けている。

もう一回脳がぐらぐらっ、としたことがある。ある詩に出会った。タゴールの「道ができている場所では」の冒頭の一行。

道ができている場所では、わたしはわたしの道を見失う
この時、道についての定義が変わった。見失わないためにあるのが道と思っていたのに、作られた道の中では自分の道は見えなくなり失う、とタゴールに教えられた。
連鎖して谷川俊太郎さんの詩が思い浮かんだ。「ケトルドラム奏者」の始まりの四行。

どんなおおきなおとも
しずけさをこわすことはできない
どんなおおきなおとも
しずけさのなかでなりひびく

静けさと大きな音、片方が片方を包み込む反対言葉たちもある、と思い知る。

「生きてー」と「死んでー」

臨床で働いていると、「親しい他人」の定義でないと了解が難しい家族の群れに出会う。同様に「和解」に辿りつけない「対立」の症例にも多く出会う。どちらでないといけないとは感じない。臨床は、「誕生」と「死亡」が共存する喜びと悲しみの場、「急性」と「慢性」が共存する場、もちろん感謝の場でもあり訴訟の場でもある。正常と異常が反転する

場でもある。反対言葉の群生地だ。

自分の体験の中からひとつ。八〇歳の男性が肝がんの末期で入院。四八歳の息子は罪を犯して拘置所に収監されていた。病室に父を見舞うためには医師の診断書が必要とのこと。ようやく許可が下り、息子が面会に来られることになった。刻一刻病状は進行し、血圧が下がり始めた。ぼくは病人に聞こえない声で叫ぶ。「生きてー、もうすぐ息子さんやってくるよー」。

エレベーターから四人の警察官に囲まれて息子が降りてきた。病室へ行き、父の手を握った。間に合った。息子の子たちも「お父ちゃーん、どこ行っとったあ」と抱っこを求める。二〇分経つと、警察官が「おい、行くぞ」。「死の直前くらい、もう少し息子にいさせたら」とぼくはラウンジで警察官とやり合う。「前例がない」と警察官。病室に戻り、ベッドサイドで聞こえない声で患者さんにぼくは叫ぶ。「死んでー、今死んで。今なら息子さんいるよ、今がいいよー」。

死は息子がいるうちにやってきた。

話はここまで。三〇分前に「生きてー」と叫んだ医者が三〇分後には「死んでー」と叫ぶ。臨床は反対言葉で支えられる。

円と楕円

心の世界も反対言葉の群生地。

死の近くを生きている患者さんの心の悩みに対する時、「共感的態度」が大切、と言われる。ホスピスケア（緩和ケア）が広がる以前は、死の臨床の場はパタナリズムによって支えられ営まれていた。医者が「黙って俺についてこい」と言い、「おまかせします」と患者さんと家族は答えるという図式に決まっていた。その時代を反省し、また欧米でのホスピスマインドを学ぶ中で、「共感」という言葉は大切な言葉として広がった。今も「支持的な態度」「情のある言葉で」は臨床を支える。

でも共感と言っても難しいことがある。義務や職務として、無理に共感すると医療者が潰れる。「臨床家であろうとするなら、どんなに面白くないことからでも、面白いことを見つけ出す才能がわれわれには要る」という名言がある。共感というより、「面白さ」を見出すことがより実践的と言えようか。薬物への依存、自死行為の局面では共感的態度が取れない場合がある。共感をしている間がない。共感は大切だけど、共感という言葉だけがあがめられると、共感は臨床で力を失う。

ある老練の精神科医が、長患いの「もう、がんばれない」と嘆くうつ状態の患者さんにかけた言葉がある。「ええ、ええ、がんばらないでいきましょう、がんばらないで」、そこでちょっと間を置いて、「でも、ちょっとだけ、ちょっとだけ、がんばってみましょうか」。いい語り口だ。「がんばらない」と「がんばる」の二つの反対言葉をひと包みにして患者さんに差し出す形、に敬服する。

ホスピスケアの先達の柏木哲夫さんから伝授されたふたつの反対言葉にも教えられる。ひとつは先輩の精神科医辻悟さんからの、患者さんとのやり方の一つの姿勢についての言葉。「受け身の踏み込み」。この言葉は臨床に力を持たせる。柔道に限らず、多くのスポーツは「守り」と「攻め」、あるいはその他の反対言葉を持っている。もう一つは無教会主義者の内村鑑三の言葉で、「真実とは、中心が一つの円というより、異なる中心を二つ持つ楕円のようなもの（要旨）」。

灯りを消せ

反対言葉のことを考えていると、たくさんの人がいろんな反対言葉を語っているのに出会う。河合隼雄さんの講演ＣＤにも深い教えがある。例えば「自立と依存」。「自立」はよくて「依存」は未熟で悪い、と考えてしまいそう。河合さんの意見は違う。誰もが、依存せずに生きることは難しい。そのことを知って、依存に感謝しながら生きることが自立なのではないか、と。

もう一つ心に残った河合さんの話がある。夜、闇の中、漁船が行先を見失う。船員が必死に灯りをつけるが方向が見えない。その時老練の漁師が言う。「灯りを消せ」。真っ暗になる。闇に慣れてくると、遠くにボーと町の灯りが浮かぶ。明るさの中で見えなくなり、闇の中で見えるものがある。

話は大きくそれるが、演劇家の鈴木忠志さんに「同じ劇を何回も上演することに飽きませんか？」と質問したことがある。「反復性の中の一回性です」。その答えは臨床にも通じると思って、今も心に留めている。反対言葉は方々でひしめく。

有と無

いのちの反対言葉も興味深い。いのちは何から始まったのだろう。終わったら、いのちはどうなるんだろう。高校生の時、ぼくはいのちの起源の一番小さな物体は分からないけど、その手前は無ではないか、と思っていた。無が有になる瞬間って何だろうと思っていた。雑誌「Newton」の二〇一〇年二月号は「「無」の物理学」だった。「無は、物理学的には、一瞬だけ真空のようにならないわけではないが、光子や素粒子を除いても、仮想粒子でにぎわっている」と記してあった。無の中に有がある。有は無から湧く。無は有を包む。話はまたそれて、自分の体を考えてみる。食べる(飲む)行為があり排泄という行為がある。息は呼気と吸気で成り立つ。睡眠と覚醒で、交感神経と副交感神経、動脈と静脈でいのちは維持されている。いのちを可能にしているのは、二つの反対言葉たち。そうして「生」を営む体は、いつも「死」を孕んでいる。「生」が「死」を包むとも言えようし、「死」が「生」を包むとも言えよう。

湧く言葉とスプリンクラー言葉

臨床で働いていると、発生する言葉自身が反対ベクトルを持つことに気付く。スプリンクラー言葉と湧く言葉。

死が存在する場であっても、臨床ではガイドライン言葉、マニュアル言葉、機械的対応言葉がまるでスプリンクラーのように上から下に降りそそぐことが多い。告知、余命、副作用、生存率などなど。患者・家族・医療者は、お互いにスプリンクラー言葉で向き合わざるを得ない。一方、死を前にして生きている人と話していると、その人がポツリと生まれたての言葉を発することがある。本人も予期せぬ言葉。「終わろう」「生きたいなあ」「すんだー」「すまん」「誠意だなあ」「くそー」「あ、り、が、と」「一瞬だっ」「あーあ」。多くを語らない人の中に、地下水のような水脈があって、そこから言葉が湧いてくる。湧く言葉には、いのちがある。臨床に生きる反対言葉たちに、もっと多く出会ってみたい。

〈生きる〉と〈死ぬ〉

裏山散策

　秋の日曜日の夕方、裏山に登る。山と呼ぶほどのものではない。標高二〇〇m少しの里山。川と呼ぶほどのものではない川が家の前を流れていて、夏だとチロチロと水が動いているだけの巾一mの川。二〇一三年は九月に入ってから何度も多量の雨。一〇月も次々の台風。ゴウゴウと音を立て濁流となることもあり、やっぱり川だったんだと改めて思った。

　川を右に見たり、左に見たりしながら、いつもの裏山の道を登っていく。人に出会うことは滅多にない。昔は近所のカトウのじいさんが、風呂に焚くマキ集めに山に入り、姿が見えなくなるほど背負って山道を降りてきたりしていた。じいさんは山でマキ集め中に心臓発作か脳出血かを起こし亡くなり、そのあとは、ほとんど誰にも山道で出会わなくなった。空に咲く木の花なし、足元に咲く野花たちもなし。いつもと違っていたのは、山頂近くにある池の水位が異常に上昇していたことと、水の色が灰白色だったこと。

山道を歩きながら考えた。臨床に広がる反対言葉の群れの事を。そんなこと改めて考えなくても、言葉自身は無理矢理に一方向に限定され定義を強いられているだけで、一語に、現象の全体を捉えることを託しても、叶わない。言葉を作り使う人間が、逆に言葉に縛られ世界を狭くし、限り、勝手に自分で作った言葉の落とし穴にはまり込んでもがいているだけ、と思う。であっても、自分自身もはまる言葉の落とし穴は、以前にも、今も、そしてきっとこれからもあり続けるんだろうな、と思う。そんな時落とし穴の中で、反対言葉に思いを馳せれば少しは世界を真っ当に見ることができはしまいか。

反対言葉に加えて、もう一語が見つかれば万華鏡のようになり、世界や現象が等身大に掌中に収まるのかもしれないが、贅沢は禁。とりあえず二語法で考えていこうか。全体、いや、全体に近いものを感じ取るレッスンとして。

秋の夕暮れは釣瓶落とし。山道はみるみる真っ暗。懐中電灯を持ち忘れた。道が見えない。闇に目は慣れてきたが、じっと真下を見ると道は消えた。遠くを見ると足元の道が白く浮かんだ。思い出した。夏もそうだった。星を真っ直ぐ見つめると星は消え、ぼんやりと横辺りを眺めるでもなく眺めていると、その星が宙に浮かんでいるのが見えたりした。牡牛座プレアデス星団(昴・すばる)のこと。

一語の世界

医者になって三九年になる。いつの間にそんなに。ベッドサイドにへばりついてきた。ベッドサイドという臨床の場は、とりあえず一語法を駆使しないと渡っていけないところだ。採血一つにしても、内視鏡やその他の検査にしても、手術にしても、正しさを求める一語法で渡らねばならない宿命を持つ。病名診断に至るのに、最終的にその一語の病名を見つけ出さないと、正しい治療につながらない。いろんな場面で、ガイドラインやマニュアルが助けになる。臨床が求めているのは、まず一語だ。

ところが、臨床にはいろんなさまざまの場面が生まれる。一語で渡れない場面に必ず遭遇する。三九年前だと、「がんは告げるべきか、告げるべきではないか」だった。誰もが一語にしたがった。「告げてはならない」。心臓マッサージ、気管挿管、人工呼吸器装着がどうあるべきか。「宗教上の立場から輸血はしないで」という考えはどう受け止めるのか。自分の口から食べられなくなった人に行う胃瘻栄養は良いことなのかどうか。がんの末期で、痛みを含めて苦痛が抑えられない時、眠りにつくための鎮静剤の使用はどうあったらいいか、など。一語で言い切ろうとしても、言い切れない場面に直面する。患者、その家族、医師、ナース、ケアマネージャー、介護福祉の人が自分の意見を述べ合う。言葉は淀む、躊躇する、煮え切らない、ためらう。反対方向の結論にもなる。当然、一語でシンプルにまとまる、ということはない。最低、二語はいる。言い切れない、噛み切れない言葉たちが散乱さえする。臨床は一語で片付かない世界、臨床はそのことを教える。

二語の世界

臨床家に限ったことではない。木こりは同じことを、漁師も海女も同じことを、農夫や農婦は毎日そのことを、あらゆる職人たちも毎日感じ気付いているその同じことを、臨床で働く私たちは考え、感じているだけなのだ。ベルトコンベアの前に立つ人たちには、その気付きが少ない、時にはないのかも知れない。一語だと効率が上がり、迷いは消え、自分というものをいっとき消すことができる。ベルトコンベア化を避け、生身の人間の前に立つと一語派は力を失い、色褪せ、二語の世界に戻る可能性を持つ。せっかく自然や人間の前に立ち、その中に入っていってるのに、一語でそれらを捉えていこうとすると、不思議なことに、自然も人間も消えていく。臨床でよく起こる現象だ。

ベッドサイドは豊かな二語の世界なのに、医療者は今まで何度も一語の世界の落とし穴に転落してきた。臨床は、今も、これからも、転落しやすい場なのだと思う。近代医療の原点は一語を導くことだったし、その実績も片方では積んできた。ただ、あらゆる場面を一語によって決着させようとし過ぎて、自ら視界を失い、臨床の海で難破してしまったようにも映る。きっと難破はこれからも続くだろう。臨床はまぎれもない現実の時空で、生き物である人間に相対する場。臨床そのものも生き物のようで、だから人間も臨床も、共に大きな矛盾体として在り続けていくのだろう。

〈生〉と〈死〉

〈生還〉という言葉が臨床には存在する。戦地を除くと臨床でよく使用する言葉だろうか。一方、〈死〉という言葉もよく登場する。〈生〉と〈死〉という真反対の言葉が、臨床には同時に存在する。誰もが地上と自らの身体に生と死が同時に存在していることは知っている。生きることと死ぬこと。がんの末期などでは、頻繁にこの二語が出現してくる。

きのう亡くなった五八歳の男性。発病は五年半前の腰痛から。腎がんの腰椎浸潤。抗がん剤治療を続け、縮小し、再発し、強い神経因性疼痛を下肢に生じた。疼痛コントロールのための薬は三九年前とは雲泥の差、八割近くの人が救われる。しかし、痛みがコントロールできても、両下肢麻痺は進行し、胸水貯留による胸苦しさ、息苦しさ、食欲の低下、身体のけだるさは出現する。身体は自然だから、裏山のようなもの、秋なら名も知らぬキノコがあちこちから生え出てくるように、また、身体を火山にたとえるなら思いがけぬうちにさまざまな爆発が生じてくる。口の中は荒れる、冷汗が出る、見えないものが見えてくる。気持ちがついていけなくなる。「死んだ方がええ、逝った方がええ、逝かしてくれー」と男性は言った。そう言える力があるうちはまだ生きる力もある。家族の心も揺らぐ。

食欲が落ちた彼に、酷なことを聞く。「このまま眠った方がいい？　それとも、もう少し生きとりたい？」。答えはあっさりと放たれる。「うーん、もうちょっと生きとりたいなあ」。時は過ぎる、身体は日毎に生命力を落とす。

死ぬということを感じとっても、誰もが今日や明日ではないと思う。未経験だからだろう。可能ならずっと永遠に生存していたい、という思いが生命体には宿命的にある。死が間際に存在していても、ある。そうして、宿命的に死を抱える。どんな時であっても私たちは、反対言葉の中でも象徴的存在の生と死を、それぞれ右手と左手に持つ。明日、初めての死に連れていかれるかも知れないとしても、そのことを問わずに、今日を生きる。

男性が亡くなったのは一一月六日の朝六時二五分。

〈行くぞ〉と〈頼む〉

別れの水

公民館で講演をすることがある。公民館はたいてい小学校の隣にある。山あいの村の小学校の隣にもある。モダンで立派で新しい公民館もあるが、古い木造の建物を改造した畳の間の公民館もある。古い建物の方が気が落ち着くし、しゃべりやすい。

普段着で、普通の言葉で、何気なく話すうちに思いついたり、思い出したことも話していると、ポツ、ポツ、ポツと集まって来た人たちとも垣根がなく、お互いが溶け合っているような気になる。

「死にますでしょ、皆さんもいつか」とか、突拍子もないことで始めたりすると、会場に一瞬緊張が走る。でも「いつかというか、近々」と加えると、緊張がほぐれ、笑いが生まれる。高齢の人が多く、身近に死んでいった人がいる、ということもある。死はタブーの領域を越え、いつの間にか茶の間の席に普通の顔をして座っている。

公民館の健康教室主催で呼ばれたりしているのに、死の話って、意外と場違いでなかったりする。「死の前にする下顎呼吸の練習をしましょうか」と、下の顎をヒィッと持ち上げ、フーと下げる呼吸法の練習をする。半分くらいの人はマネをして下さる。みんなヤル気なんだと思う。「冗談ですよ、冗談」と詫び、下顎呼吸練習は頓挫する。

「でも、別れの水を何にするかは決めておかれた方がいい」と続ける。煎茶、ウーロン茶、抹茶、コーヒー、紅茶、麦茶、といろんな希望が出る。ビール、日本酒、焼酎、ウィスキー、ブランデー、とお酒もいろいろ出る。銘柄指定もある。コーラ、サイダー、と答える人もあるが、意外と多いのが「水」だ。「山の雪融けの水」を挙げる人もある。鳥取は田舎で、山が近くにあるからか。ぼくならなんだろう、ほうじ茶でいいか。

別れの言葉

次に印象に残る、亡くなられた何人かの話をして、死を前にした時、目の前の大切な人にどんな言葉を口にしますか、と問う。公民館でこんな問いかけをするのはちょっと珍しい。会場はシーン。「さあて」と隣の人を見たり、床を見たり、天井を見たり。でもどの会場でも同じことを言う人が、必ず二、三人はいる。

「ありがとう」、「そう、ありがとう」。これは多くの人が投票する「別れの言葉大賞」のベストワンのようだ。「他に？」と聞くと、後は続かない。「仲良うな」「元気でな」がポツリ、ポツリ。死に向かう人から、「ええ子や、ええ孫だった」「苦労かけたな」というような言葉がでる時、看取る側からも「お父（母）さんの子で幸せだった」が返ってきたりするんだけど。

死別の時の言葉として、あとは「許して」「許します」「愛しています」「さようなら」があるとされている。

思い出す言葉がある。一つは、死を看取る側の人の言葉で、ある講演会で聞いた。家族ではなく、家族のような心を持った人が、死を迎える人に向かって放った。「ばかやろうー」。冷たさではなく、熱さを覚えた。

もうひとつは、在日の父が二九歳の娘に語った言葉も力強かった。朝鮮語で放たれたが、「お前は我が家の誇り、我が民族の誇り、よく在日三世たちの勉強を無料でみてやってくれた」。

在宅で死を迎えると自分で決めて、田舎の家で過ごしていた六〇歳の男性は、「じゃあね」にしようかな、と笑いながら言っていたが、言葉を口にできる最後の夜、横にいる妻にひとこと漏らした。「悪いなあ」。日本人の多くは、死に向かう人も、死を見守る人も、多くを語らない。お互いの中で、言葉は沈む。手を握り、背をさすり、見つめ合い。言葉は口唇から表情や仕草に移動する。

精神科医の安さん

二〇〇〇年に三九歳で亡くなった精神科医がいる。安克昌さん。阪神淡路大震災が起こった時、自らも被災者でありながら神戸大の精神科の医局長として、全国から駆けつける精神科系の臨床家たちを采配し、被災者とその人たちを支援する側にいる人の、両方の「心のケア」を実践した。

大きな災害のあと、PTSD（心的外傷後ストレス障害）が、ベトナム戦争の兵士に限らず、日本でも生じることを明らかにした。被災した後の日常を一人の精神科医として、一人の市民として書き綴った文章を『心の傷を癒すということ』（作品社、一九九六年）という一冊にまとめた。二〇一一年三月一一日の東日本大震災の後、再刊を切望され、その本は誰かを支え、何かを励まし、多くの人に読み継がれた。この時代の名著だ。

彼は肝がんで自らが精神科医として働いていた神戸市立西市民病院で亡くなるのだが、

没後の二〇〇九年に「治療の聲」（星和書店）が「安克昌の臨床世界」という特集を組む。その中で知ったこと、心に残ったことを三つ記してみたい。どれにも相反する言葉が入っている。

ひとつは、安さん自身の紹介だ。高校生まで通名を安田で通した彼は、医学生になって安と名乗り、在日として生きていく決心をする。「ぼくの名前は、不安の安です」と自己紹介する。医局員の間ではおなじみの挨拶。それがある時、「ぼくの名前は安心の安です」に変わる。結婚をした時で、多くの医局員は感動を覚えた。部屋にこもり、本だけを友にした安さんが変化し始めた。

もうひとつは、安さんが切り拓こうとしていた多重人格、解離性障害、被虐待児のトラウマなどの症例検討会や雑談会などを共にしていた、精神科医の宮地尚子さんによる追悼文のなかの言葉だ。彼女はこう記していた。「安さんから一番学んだのは、治療者としての姿勢、そして人間としてのあり方のようなものだった気がする。情熱を秘めたおだやかさ、絶妙の距離感、自信と謙虚さ、鋭いけれども相手を傷つけないアドバイス、教えることを厭わず、同時に学ぶことに大きな喜びを得る姿勢、そしてユーモア」。

会ってみたくなるような人物が浮かぶ。安さんは二児の父だったが、肝がんを発病し、死が間近となった二〇〇〇年一一月三〇日に第三子の女の子が生まれる。一二月一日に母子が安さんのベッドサイドに駆けつける。安さんは、昏迷の中でその子に触れたようだ。心に残った三つ目というのは、その日に、死の直前の安さんが虚空に放った言葉だ。安さんは、「行くぞ、行くぞ」を何十回も繰り返した。と同時に「頼む、頼む」を何十回も繰り返したそうだ。二つの言葉がとても深く心に残る。

死の前の言葉として、「行くぞ、行くぞ」は新鮮だ。ぼくは、自分の臨床でその言葉を聞いたことがない。三九歳の一人の人間の心が「行くぞ」に乗っている。これからやりたいこと、しなければならないこと、してあげなければならないこと、させて欲しいことが、使命感とも重なって放たれている。家族に向かって放った、とも思える。彼は、大切な四人を乗せた幌馬車の御者だったのかも知れない。精神科臨床を引っ張る騎手として「行くぞ」と、任務の言葉を放ったのかも知れない。

同時に「頼む、頼む」も胸をつく。人生の多くの場面を自分の力で切り開いた人だ。「行くぞ」と生きてきた人だったろうと思う。その人の口から、自分ではなく他人に依頼する言葉が、死の直前に、矢のように投げ放たれた。「行くぞ」だけでも「頼む」だけでも、どちらであっても胸を打つが、両方が安さんの口から出たとすると、ベクトルを全く違える二語を一語にして心に留めておきたいと思う。二つの言葉は死を前にした時に初めて生まれたのだろうか。いや、人生の中にいつもこの二語の世界があったからこそ、結晶化され放たれたのではないか。死の時の言葉は、日々の中、暮らしの中で行き交っている。

ぼくにその時の言葉の用意はまだないが、「行くぞ」と「頼む」を生きている今こそ学び直さねば、と思い知らされる気がした。

〈呼気〉と〈吸気〉

はじまりの息

赤ちゃんが生まれて初めてする呼吸は、吸気か呼気か。空気を吸うことで地上にデビューするのか、呼気によって呼吸の歴史をスタートさせるのか。「おぎゃあ」という声は、呼気によって発生するので、初めての息は、呼気かとも思うが、違う。頭部も胸部も産道でしっかりと圧迫されるので、肺に残るのはわずかな羊水。産道を脱出した瞬間、身震いしながら、宇宙の空気を吸う第一吸気から始まる。次の瞬間に大きな第一呼気をして、それが産声の「おぎゃあ」になる。羊水に浮かんでいる間、ヒトは呑気。自分では息をしてない。

赤ちゃんは生まれてすぐに、吸うと吐く、つまり、吸気と呼気、という相反する動作をする。そのことで生命の営みを始める。いのちはどちらかの一つでは維持できず、相反するもう一つのもので初めて可能、という洗礼を受ける。それが生命の仕組み、生命の本質なのだろう。

呼吸の病気

医療の場で仕事をしていると、呼吸に関する訴えは多い。肺炎や心不全で、空気が入ってくるスペースが減少すると、息苦しくなる。肺がんやその他のがんで胸膜に転移を生じ、胸水を生じると息苦しい。肺の中のリンパ管にがん細胞が浸潤するとリンパ管症を生じて、労作《ろうさ》後の呼吸困難を生じる。生き物にとって呼吸はとても重要。吸うこと、吐くこと、吸気、呼気。当たり前と思っているけれど大切ないのちの運動。一年に約一千万回、一生だと約八億回、呼吸をする。

過呼吸症候群という病気がある。病気というか出来事と言った方がいいかも知れない。心のストレスなどが引き金となって、なぜか呼吸数がいつもの三倍、一分間に六〇回近くになる。炭酸ガスがどんどん失われ、体液はアルカリ性へ変化し、舌、手、足がしびれてくる。呼吸は心と大きな道で繋がっている。

気管支喘息もある。吸気が短く、呼気が長く呼気に喘鳴が混じる。空気が吐きにくくなる。新薬も工夫されているが、当たり前のようにしている呼吸の中にいくつもの病気が潜んでいる。

例えば、呼吸が急速に減少する夜間無呼吸症候群がある。大きな鼾が急に止まったかと思ったら一〇秒以上の呼吸停止が何度も生じる。翌日眠気が襲い、仕事に集中できない。こっちは、肥満を含む身体に問題がある。呼吸は肺以外の身体に大きな影響を与える。

「吸う時には歩かないで、呼気の時に歩いて」と呼吸リハビリの先生が、タバコ病の一つ、肺気腫の患者さんに指導する。階段を昇るのは呼気の時だけ、排便で下腹部に力をいれるのも、息を止めて力むのは危険。息を吐きながら気張る。「吸って、吐いて、吐いて、吐いて」「吐く時、唇を狭くして抵抗をつけて吐きましょう」とリハビリの先生は、さらに呼気に力を込める。呼気と吸気の違い、呼気の大切さを肺気腫の人たちは学ぶ。

といき

呼気だけが大切で吸気は意味ないのか、と問われると一概には言えない。呼気も吸気も当然、相互依存。嗅ぐ、という仕草がある。鼻腔だけで終わる場合もある。だが自然の場に行くと分かる。森の空気、海辺の潮の香、木犀の木の下など、鼻腔を通り越し、気道へと深く吸い込んでいく。大きな深呼吸が隅々に広がり、落ち着きが心に生まれる。毒ガスその他、吸気に便乗する悪は多いが、吸気が運ぶいのちの祝福というものはある。

ふと思った。吸気は「吸う」で同じ漢字を使うのに、呼気は「呼く」、ではなく「吐く」と記す。なぜだろう。呼は「呼ぶ」と使うから、思い切って呼気のことを「呼《よ》ぶ」と言ってはどうか。「はい、吸って、吐いて」と言わず、「はい、吸って、呼んで」。すると呼吸の両文字が入っているし、吐くは、胃・食道を通って逆流する時の吐くに限ってみる。

そう考えた所で重大なことに気付いた。「といき」である。「吐息」。「ため息」と違い、何とも言えぬ響き、空気の流れと温かさを感じさせる。その「吐」の字なら、やはり消化管系だけでなく、呼吸器系にも残しておきたい。では、と、また思考が蛇行し始めた。呼気には「といき」という美しい和語があるのに、吸気にはそれに匹敵する和語は見当たらない。「すういき」では、「といき」と並べられない。「すいき」はどうか、と捏造、偽造してみたが、及ばず。

呼吸と原始

「吐く息は、できるだけ深くゆっくり、なめらかに、……それができれば、吸うのは自然にはいってくる」と、臨済宗の僧侶で作家の玄侑宗久さんは、五木寛之さんとの対談集

『息の発見』（平凡社、二〇〇八年）で語っている。呼吸の表現に「なめらか」を使うことは、医学の場にはない。禅僧にとって坐禅は人生の一部。呼気と吸気をひたすら繰り返し、考え、考えあぐね、無の境地近くに達して、息そのものになっていく。気孔から空気を出入りさせ、ひたすら立っている植物のように。

「丹田に吸気を入れます」と、呼吸法を学んだ人は口を揃える。医学の解剖図には存在しない身体地名、おへその下三寸辺り、とある。どう考えても気道とは繋がっていない。見えない道で通路を持っていると、玄侑さんは考える。地球の真上に座っていて、吸気を丹田に送り、そこからゆっくりなめらかに背骨の方の通路から、脳への野道を通って、頭のてっぺんから呼気を宇宙へ返していく。汚れた体内の空気を返し、清らかな空気を体内に取り込む。気管から肺胞までの呼吸の過程を外呼吸と呼び、肺胞から血中へ酸素が入り細胞へ届けられて細胞から血中へ炭酸ガスが移動する過程を、内呼吸と呼ぶ。見えない道、内呼吸と考えると、丹田が分かってくる。呼吸法によって呼吸数は一分間に一―二回へと減っていく。

私たちは、ブレーキを失った多忙な近代の中で、吸うこと、吐くことさえ忘れる。ロボット肺でも購入すれば、呼吸は代替可能とさえ考える。でも、近代のその流れに抵抗できる足場を誰もが自分の中に持つ。生誕以来休むことなく、続いている呼気と吸気。外呼吸と内呼吸。太古から変わらずに存在する仕草。自分の中に今もある原始と対話することの必要を、呼気も吸気も問いかける。

おわりの息

人が死を迎える時、最後の呼吸は呼気で終えるのか、それとも吸気で終えるのか。『息の発見』の中で五木さんは「息を吸って死す」と述べ、玄侑さんは「息を吐いて休息する」と語る。

臨床で働いていると、死の場に立ち会うことが多い。医局にいる医者の間でも、おわりの息では意見が分かれる。分かれることが興味深い。漠然と見ていた呼吸を注意深く見るようにした。呼気か吸気かを区別するセンサーを口元に設置して科学的に判定したのではない。ただ見ているだけ。そして気が付いた。

死の前の呼吸は下顎を使ってする下顎呼吸だ。その下顎呼吸を見ていて分かった。吸気時、下顎全体に力が入る。顔面全体が揺れることもあるが、目に入ったのは舌の動きだった。吸気とともに舌が前方に出、呼気とともに舌は後方へ下がる。

いろんな死があり、一概には言い切れないし、時間にゆとりのある闘病後の死に、限定されるのかも知れない。多くの人は最後の吸気をしたあと、センサーにもひっかからないくらいの静かな呼気をし、今まで借りていた空気を宇宙に返していく。

そう思ってその後も臨床に立っていると、どの人の息も同じで、おわりは呼気で、呼気で息を返している。空気の返還。そのあと、死の穏やかさが、その身に降りてきているように思える。

いのちは吸気で始まり、呼気で終わり、そして何か別の気で包まれる。

〈花〉と〈刀〉

コンビニ店も臨床

臨床というと、ベッドサイドのこと、と思ってきた。病院をまず思い浮かべ、病室を思い浮かべ、そこにポツンとあるベッドを思い浮かべた。その空間、そこでの出来事ややり取りのことを臨床と呼ぶ、と思ってきた。場は病院に限らない。家ということもあり、療養所ということもあり、野戦病院ということもある。いずれにしても医療の場、に限って考えていた。でも、鷲田清一さんが実践している「臨床哲学」という言葉に接すると、いろんな現場での、出来事やその場でのやり取りのことを、臨床と呼んでいいのだと思う。学校、家庭、町や街や村、町工場、ファッション業界、舞台、仮設住宅、神社やお寺、そして心理の場。それぞれがさまざまな問題を抱え、問題を孕む。それら全てが、臨床と呼んでいい場なんだ、と思えた。コンビニ店も臨床だ。ありとあらゆる現場を抱える海、のような広い臨床から見ると、医療についての臨床は、臨床の部分だと言える。部分ではあるが、もちろん大切な部分、だと思う。医療現場は、矛盾することごとを深く孕むが故に、臨床の本質を日々あらわにする。

ふっと思い出す場面がある。診療所で患者さんが亡くなる。葬儀社の人が迎えに来て、玄関で見送る。家に帰られたあと、花屋さんで花を求め、家を訪問することがある。簡易の仏壇が用意され、ロウソクが灯り、線香が立っている。花をご遺体の上に置くと、既に銀色の布が遺体の上に置いてあり、中に刀が入っている。その光景が何かを象徴している、と思った。矛盾するように見える花と刀。花とは何か、刀とは何か。

臨床はぐるぐる

六〇代の食道がんの患者さんが紹介されてきた。家で過ごしたい、という希望だった。発病から一年半。診察室で、今後どうするかについて、二人の娘さんと奥さんと話し合った。「主人もおよそのことは知っていますし、私たちも覚悟はできています」。責任感を持つ奥さんが、硬い表情で語る。「でも仕事の方も忙しい時期ですし、まかされてますし、ずっと主人の傍にいてやれないんです」。結婚していて、実家の近くに住んでいる二人の娘さんが、「お母さんはしっかりし過ぎだよ」と苦笑いをした。

在宅ホスピスが始まった。初回の往診で患者さんに会った。食道がんが周辺のリンパ節に転移し、反回神経麻痺を生じ嗄声《させい》となっていた。患者さんはやせていた。「よろしく」と互いにあいさつをした。嚥下障害があり、ひっきりなしにツバや痰が出た。不眠が続いていた。ゴミ箱はティッシュでいっぱい。「大変だなあ」と思った。モルヒネの少量皮下注射をスタートした。効果があって痰は減り、夜眠れるようになった。次の往診の日、玄関の鍵がかかっていた。体力のない患者さんが鍵を開けてくれた。息がはずんでいた。「なんか寂しいです。家内が帰ってくるとホッとするんです。娘たちが来てくれる時も」。一人でいる時間の寂しさを彼は切々と訴えた。病状は進行し、診療所に入院してもらった。入院した日、彼は一言呟いた。「ホッとしました」。入院して彼が訴えたのは口渇。求めたのは氷片。皆がひたすら氷片を口元に運んだ。

彼は亡くなった。亡くなった時、お別れの水をあげた。娘二人は「ご苦労さま」「えらかったねえ」と声を掛けた。奥さんは「あなたと結婚して、幸せだったよ」と言った。その瞬間、娘が口を揃えてた。「嘘ばっかり、喧嘩ばっかりだったよ」。

書こうとしたのはこの患者さんや家族のことではなく、医療者の一見矛盾に満ちる態度について。

スタッフとこの患者さんのことで、デスカンファランスをした。「患者さんがどこか寂しそうだった」、と誰かが語る。「奥さん、仕事を大切にしてご主人との間に距離を感じた」と誰か。「娘さんも育児が大変なころだったけど、お父さんにもう少し近づけたらよかったのに」と誰か。悪口なのではなく、感じたことを話し合う。死に向き合う患者さんなら、医療者は受け止めやすい。家族に対しては、難しい要素がいくつも生じる。患者さんや家族が「こうあるべきだ」と決めつけることはないし、家族の誰もがそれぞれ自由だ。医療者は自由の前で最善が実現できるよう振る舞うしかない。うまくいかなかった要因を洗い出し、家族のことを論評し、酷評し、時には絶賛し、二十面相の家族の背景を分析し、分析し過ぎた自分を反省し、患者さんや家族に心の中で謝罪した方がよほど正直だ。

でも、人が死に向かっているのに、その当人やその家族のことを分析し、評価していいいんだろうか、とも思う。その苦しさや悲しみに共感し、どの人のどの態度も受容しないといけない、と思わぬわけではないが、それは少し綺麗過ぎる。臨床は、そんなに温かくやさしい場ではない。表面の温かさややさしさはいとも容易に見破られる。臨床は目の前の現象を、否定したり肯定したりして、ぐるぐる、ぐるぐる回っていく。ほんとに、回っていく。

ささいなことの深さ

臨床心理士の村瀬嘉代子さんは、重度の身体・知的障害児や被虐待児とその親たちと向き合ってきた人だ。重い仕事で、継続して臨床に居続けるのは難しい。ご自身の素質、時代、環境、学び、出会いなどによって、継続に耐えられる心身力が培われたのだろう。

思い浮かぶ場面がある。彼女が家庭裁判所の調査官として働き出したころである。一人の、累犯の若者との面接を回される。村瀬さんは小柄、犯人は大柄。いくつか質問し、メモしたりしていると若者が言う。「あんた、俺のこと、恐いんでしょう」。こちらは調査官である、裁く側に立つ者である。なのに村瀬さんの返事は、「は、はい」だった。この光景が心に残る。この素直な光景が、である。若者は自分の気持ちをハガキに書き送り、村瀬さんに届けるようになる。

村瀬さんの本の中には、臨床の何気ない場面が記されている。家庭訪問する前に、きっと温かいもの食べずにいるんだろうなと想像し、近くのスーパーで乾麺を買ってその家の台所で料理する。久しぶりの湯気たつうどんを、母子が「おいしい」と言いながら食べる。大阪から転居してきた問題を抱える母子の時には、関西風のおでんを作って持っていく。そこから打ち解けた言葉が始まる。ほころびた服を着ている子どもだと、裁縫針に糸を通し、そで口を縫い直してあげる。母子が抱える問題は深い。うどんやおでんや裁縫はささいな日常のこと。日常のことは浅い、とは言えない。ささいなことにはささいなことにしかない深さがある、と村瀬さんは教えてくれる。

臨床では「受容」や「共感」という言葉が重宝されがちになる。「受容って、そんなに容易なことではない」と村瀬さんは言う。共感についても、「まず、その人、その場面を理解してあげることが大事」「共感って、その人を一人ぼっちにしないため、どう工夫するかってこと」とも。臨床で働くぼくらは、その定義にハッとする。

村瀬さんが大正大学の教官を退任する時に、心理の臨床で共に学び合った人たちが文章を寄せ、『心理臨床という営み』(金剛出版、二〇〇六年)という一冊の本を作った。その中に田嶌誠一さんが村瀬さんのことを書いた一文の題が目に留まった。「花を摘む手に刀が似合う」。

花とは何か、刀とは何か。花はやさしさだろう、包むものだろう。ただわけもなくそこにあり、やがて地に消えていくものだろう。刀とは何か。理性だろう。切るものだろう。硬く、残るものだろう。共通点はないのだろうか。ある。共に小さく、共に誰かを守ろうとするもの。相反するものによってこそ、人は守られうる。

〈大きな問題〉と〈小さな問題〉

解剖図

生命は自分の中に解剖臓器（解剖図）を持つ。視力のない生命体もあるが、視力を持つ生命体は解剖図の一部なら見ることができる。鏡を発見した生命体なら、自分の顔、目をさえ見ることができる、背さえも。視力のない生命体は自分の中の解剖図をどう感知するのか。脳も存在しない生命体は多く在る。だから脳とは呼べない別の器官が解剖図を感受してるのだろう。

人間はどうだろう。大きな脳を身体の最高位に備え、目を二個保有している。とは言え、内臓器の一つ一つを見ることはできない。五臓六腑があると脳が知ったとしても、見て親しむことはできない。親しめるのは、手、足、おへそくらいか。

可視範囲の解剖図で病気になるのは皮膚、眼、鼻、耳、口腔、舌、歯、肛門。見えはしないが、皮膚からの距離が数ミリ—数センチに位置する解剖図で病気になると言えば、筋肉、骨、じん帯、関節だろうか。その他は不可視の領域、ブラックボックスの中にある。五臓六腑や他の血管や胆管、卵管、尿管、前立腺に卵巣、リンパ管、胸腹膜、腸間膜、横隔膜。どれも見ることはできない。見えないと、在ることも意識できない。自分がそんな臓器を抱えていることも知らず人々は生きる。意識されることもない臓器の日々の営みのおかげで、生命現象は持続していっているというのに。

発熱

九二歳の男性がケアハウスに入所している。市内の小学校のすぐ近くに家はあったが、奥さんを亡くしてからひとり暮らし。脳梗塞の後遺症の片麻痺が進み、日常生活に支障を生じ、一時、息子さん夫婦と同居。病状が進み、ケアハウスに入所を決めた。「これでお願いします」と、ケアハウスへの初めての往診の時、男性は一枚の便箋を差し出した。「延命処置は一切不要、安楽に尊厳死を迎えさせて欲しい」と書いてあった。男性は苦労して紳士服の仕立て屋をやってきた。自分の人生に悔いはなく、「俺に付いて来い、幸せにしてやる」と言い放って付いて来た奥さんを、幸せに出来たと満足そうだったが、三年前に先立たれた。どことなく寂しさが漂った。「もういいです。生きとると、息子らにも迷惑だ」と往診のたびに口にし始めた。二年前に発見された胃がんは、自然な経過のままでいいと男性は言い、二年が経って肝臓に転移した。食欲は落ち、体重は減った。ケアハウスから電話が入った。「あの、三八度五分に熱発されて、全く食べられないんです」。往診すると、舌と皮膚は乾き、脱水を生じていた。

尊厳死を希望していた人が、高齢とがんの進展期を迎えた時、発熱ということをどういう重さで受け止めるか。人生の方向、思想的な方向という重い問題については、男性は自分の意志で片を付けていた、とも言える。そこでの発熱。点滴をし抗生剤を少量使い、数日後に男性は、「大分楽になりました」と笑った。CTで見ると肺炎はなく、咽喉頭炎だった。食欲はいく分戻ったが、羸瘦《るいそう》は進んでいく。臨床で働いていると、大きな問題、小さな問題、という二分法が成り立ちにくい場面にしばしば立ち会う。大きな問題は小さく、小さい問題が大きい。尊厳死より発熱の方が大きくて大切な問題になる、というようなことが起こりうる。

歯

小さな問題の方が大きい、ということを教えられたのはいつだろう、と頭の中のページをめくってみる。臨床に立ち始めたころからなのだろうと思う。「便秘」を訴えたがんの進行期の女の人がいた。重大ながんのことを考えると、便秘なんて小さな問題、と思っていた。患者さんは苦しそうだった。下剤や浣腸を指示した。でなかった。看護師さんが肛門から指を入れ、指で便を取り出した(摘便)。手つきも見事だったが、「楽になりました、すみません、ありがとうございました」と女性が言い、笑顔になったのに驚いた。その時から、大局的な立場で大きな刀を振り下ろすだけで済まない事々が、臨床には横たわっているのだ、と知らされた気がする。

印象的な場面がある。患者さんは七〇代の元内科医。がんの末期を迎えられた。病名の告知、余命告知、傾聴、共感、受容などの言葉が、元内科医を前にすると頭をよぎった。その時、元内科医は言った。「先生、私も医者でしたから多くの死を看取ってきました。今度は私が死ぬ、それはいいんです。でも、この歯が」と言って彼は、スーッと歯間で吸いながら「この歯がこの歯がね、痛むんですよ。死より歯です」と言った。歯科医に処置をしてもらったのだが、この時のことが鮮やかに脳裏に残っている。死生観という大きな問題より、小さな歯の痛みの方が問題は大きい。

しゃっくり

六八歳の元調理人が、胃がんの巨大肝転移で、在宅ホスピスを希望した。腫大した肝臓と、膨満する腹壁に痛みが少しあった。内服のオピオイド（モルヒネ系鎮痛剤）が効いていた。彼は死については迎え入れる気構えで、見舞いにくる親類たちに冷静にあいさつをした。葬式やお墓については長男に話をしていた。迷いは少なく、妻が信じる宗教のことを気遣い、昔ながらのお寺さんとの縁を切っていく方向を決意していた。食べ物は口を通らなくなり、愛用のサイダーを主食にして飲んでいた。夜、電話が鳴った。奥さんからだった。「主人、さっきからしゃっくりが出て、止まらないんです。どうしたらいいでしょう」。受け持ちの訪問看護師と直行した。「ネットでみて、氷水飲んだり、指を喉に突っ込んだり。止まりません」と二人とも途方に暮れていた。鼻腔に、ある薬をスプレーで入れ、飲み薬を渡した。横隔膜が刺激されてる理由と対策を説明した。「この期に及んでしゃっくりとは。すみません、しゃっくりごときで呼び立てて」。いや、しゃっくりは大きな問題だ。

尿管

七八歳の女性。長年リウマチを患ってきた。と同時に同じ病気の仲間を支える会のリーダー役として活躍した。仲間たちの悩みを聞き苦労を分かち合った。腹痛があって総合病院を受診するとがんがあった。手術は受けたが、抗がん剤療法は断った。自然療法がいい、東洋医学の方がいい、と考えた。病状は進行し、「家で過ごそう、在宅ホスピスでいこう」と決め、紹介となった。「私ね、家で死んでいくのを子や孫たちに見せてあげようと思って。死って避けられないでしょう。病気の仲間たちも死んでいったし。死については大丈夫、夫は協力いとわない人だし」。

在宅療養が始まって一ヵ月、急速に両下腿に浮腫を生じた。利尿剤には反応せず、診療所でCTを撮ると、骨盤腔に広範な転移を生じていた。尿管は左右ともに腫瘍で圧迫され、両側の水腎症を生じていた。浮腫は腹壁、胸壁へと広がった。「どうしてこんな太い足になったんでしょう。死ぬのはいいと言いながら、お恥ずかしい」。尿管が転移病巣で圧迫されていて、腎後性腎不全になった。元の主治医に連絡取って処置を受けましょう、と説得すると、「私、尿管なんて、考えたことありませんでした」。がんに限らないが、病気と闘っていると伏兵に出会う。予想できる伏兵もあるが、予想できない伏兵にも出会う。

患者さんは総合病院で処置を受けると、翌日には家に帰ってきた。「やっぱり家がいい、私、家で死にたい」。「いいよ、それで」とご主人。

咽喉頭、歯、横隔膜、尿管。可視か不可視かの違いはあるが、どれも解剖図の一部。私たちは脳の働きを大きく捉えやすい。意志、覚悟、決意、構想、受容、祈り、思想。そうして、脳以外のものを解剖図の一部でしかないと、小さく捉えやすい。死を前にすると、小さな臓器の問題が、目の前に大きく立ちはだかる。小さな問題が大きな問題としてくっきりと登場してくる。

〈自動詞〉と〈他動詞〉

自分と他人、というテーマは大きい。大きいのですぐには切り込めない。いろんな自・他がある。自力と他力も。ふと、ある場面が思い浮かび、まずボクシングのスパーリングみたいな気持ちで、自動詞と他動詞を相手に考えてみることにした。

〈伝える〉と〈伝わる〉

患者さんの病気ががんだと分かった時、医師はその事実をどう患者さんに届けるか。いわゆる「がんの告知」のことだ。二〇一四年の今なら、ほぼ率直に事実を説明し、手術や抗がん剤療法や放射線療法について説明する。治療の時期は過ぎたと医師が判断した時は、緩和ケアについても説明する。一九七四年、今から四〇年前はどうだったか。ほぼ率直に嘘のことを説明した。「大丈夫、心配しないで、がんじゃない、治る」。胃がんは胃潰瘍、肝がんは肝硬変、肺がんは肺線維症。せめて嘘をつくのが医者の礼儀だった。

がんは告げるのが正しいのか、嘘をつくのが正しいのか。そんな問いがそのころの自分の中にあった。もう一つ、それ以前に気になったのが「告知」という言葉そのものだった。何か、ひっかかるものがあった。「告知」に「告げ知らしむ」のような威張った響きを覚えた。「宣告」よりましとは言え、上下語に思えた。水平語でこの事実を分かち合えないか。

そのころ、外科医から紹介になって受け持った、進行胃がんの女性の患者さんのことを思い出す。廊下でばったり出会った。「外科医からは何も聞いてない。がんでないならがんでないと、はっきり言って」と詰め寄られた。「ええ、がんじゃありません」と、一瞬迷い、咄嗟に嘘をついた。「ああよかった。その一言が聞きたかった」。女性はそのあと家族を呼び、お葬式のこと、お墓のことを話していた。この体験は一つのことを考えさせた。ぼくは嘘をついた。にもかかわらず、患者さんは別の何かをキャッチし、がんを承知されたようなのだった。不思議な体験だった。

「宣告」より「告知」、「告知」より「告げる」がやわらかいな、などと頭を巡らせているころ、また別の患者さんに出会った。三五年前、故郷の鳥取の総合病院で勤務医を始めて間もないころ、山陰海岸で民宿をやっているという女性を新患外来で診た。その人は、よくあんなボロイ民宿に嫁に行くな、と言われながらご主人と力を合わせ、はやる民宿にしたそうだ。がんにならぬよう、二人でタンポポのお茶を飲んできたそうだ。心窩部の不快と体重減少を訴えた。裏の岩山のキノコ取り仲間のおばあさんから「顔色が悪い」と言われ受診した。すぐ胃カメラ検査をした。ひと目で分かる進行胃がん。病名は告げず、「いずれにしても手術を受けましょう」と言った。数日後、娘が働いている関西の病院で手術を受けたい、紹介状を書いて欲しいと依頼された。紹介状を書いた。

三ヵ月後、当直していると、一人の女性が救急車で運ばれてきた。あの民宿の女性だった。術後の癒着性腸閉塞をおこしていた。病状が落ち着いたころのある日の回診で、「先生、私、がんだったんです」と女性は言った。「どうして知りましたか？　向こうの病院の主治医からですか？」と尋ねてみた。「いいえ」。「看護婦さんから？」「いいえ」。

どうして自分の病名を、誰から聞いたのだろう。こうだった。手術が終わって一週間が経ち、点滴台を押しながら、病棟の談話コーナーにご主人と二人で座ったそうだ。「いけなんだか？」と女性。「なあ、タンポポのお茶、飲んどったのになあ」とご主人。「ほんとかあ」と女性。この話を聞いた時、何かがひっくり返り、ほどけ、腑に落ちるものがあった。誰も、宣告も告知も告げることもしていない。夫婦の間で、三つの短い台詞が交わされただけである。ご主人は、がんと告げるのでもなく、伝えたわけでもなかった。これは、

「伝わる」ということだ、と感じた。「伝える」と「伝わる」はどう違うのか。伝えるは他動詞、伝わるは自動詞。苦労を共にした夫婦の間には、伝わる、という自動詞の豊かな世界が残っていたのだ。この時から、「告げるのが正しいのか、隠すのが正しいのか」という問いは、少しずつぼくの中から消えていった。

〈死ぬ〉と〈死なれる〉

動詞は動きを示す言葉だろう。動きは宇宙に、自然に、社会に、家の中に、自分の体の中、心の中に無数にある。言葉があるというより、生命現象の場には、無数の動きがあり、それを動詞が追っかけているというか、動詞が次々に生まれていくのだろう。自動詞は、他《た》にかかわらず、他に影響を与えない動詞。自らのうちで生じる現象を追う言葉。足なら、立つ、歩く、走る、ころぶ。手なら触る、ちぢかむ、のびる、拍手する。手足なら、這う。会う、笑う、泣く、寝る、起きる、苛立つ、怒る、募る、悼む。でもどちらかと言えば、手、足、目、耳、舌、歯、心、などが持つ動詞は、他動詞であることが多いと思う。握る、蹴る、見る、聞く、味わう、咬む、憎む、愛する。自動詞、他動詞の両方によって身体の運動、心の動きは捉えられている。随意筋と不随意筋によって筋運動が支えられているように。

「伝える」と「伝わる」を臨床で教えられ、自動詞って深いと知ったが、自動詞がより深い言葉で、他動詞がそうではない言葉、などとは言い切れないことも教えられる。抱く、さする、慰める、励ます、支える、癒す、助ける、救う、いずれも大切な他動詞たちだ。

生死についての動詞についても考えてみた。「生む」は他動詞、「生まれる」は自動詞。「生まれる」は英語では受動態だが、日本語では受動態とは言えず、自動態というべきだろうか。「殺す」は他動詞で能動態。「殺される」は受動態。「死ぬ」は自動詞、であるのに、「死なれる」という言い方があり、深い言い方だと知った。小児科医たちの集まる医局で、「夕方、アキラ君に死なれちゃった」と目頭を赤くして小児科医が言う場合だ。自動詞の受動態。「別れ話したら、彼女に泣かれて」も、泣くという自動詞の受動態。自動詞の受動態には、奥行きがある。

〈湧く〉と〈祈る〉

臨床で大切な「共感」「受容」「傾聴」の名詞は、それぞれにする、を付けると自動詞になる。自動詞ならどれも深いとは一律には言えず、表面的に形式的にその動作をしてるなら、それらは浅い。自動詞の「傾聴する」とは「聴く」ことである。聴くは他動詞だ。自動詞の世界で別の言葉を見つけ直すなら何だろう。「聞こえる」か。患者さん、家族さんの気持ちを傾聴することはとても大切なことだが、さらに、その向こうで発せられているかも知れない聞こえない声を聞こうとする、ない声が聞こえる。このことの方がより大切なことのように思える。自動詞は偉い。だが、詩人の谷川俊太郎さんは「みみをすます」という言葉を使って、聞こえない過去、現在、未来の言葉に触れようとしたことを思い出した。「すます」は他動詞。他動詞の深さも教えられる。自動詞だって他動詞だって、考えてみれば当然、深くもなれば浅くもなる。お互いさまか。

飽きることなく考え続けた。「見る」は他動詞、「視る」も「看る」も。臨床では大切な他動詞だが、「聞こえる」から連想していくと、「見える」という自動詞も大切だと思う。目の前に見える世界だけでなく、患者さんの生活を想像したり、心の中を想像したり、過去やこの先のことを想像して見える世界。「聞こえる」も「見える」も、幻聴や幻視に通じて大切な自動詞の世界なのかもしれない。

辿り着いたのは、自動詞、他動詞、それぞれの深み、それぞれの味。反省をふまえ、臨床で大切だと思った言葉をそれぞれから一つずつ。「湧く」、「祈る」。

〈キュア〉と〈ケア〉

一三年目の診療所

一九床の有床診療所を開いている。この二〇一四年で一三年目を迎えた。見送らせていただいた人は一三〇〇人を越える。誠意を持った職員やボランティアさんのおかげだろう。開設した時のぼくの年齢は五三歳だから、四〇代前半で開業した同業者からは「高齢出産」とひやかされる。やってみると、確かに高齢出産だ。気持ちは四〇代後半としても体は正直だ。記憶もおぼろになり、腰は痛くなり、何よりかにより、自分が疲れているということをキャッチするセンサーが作動しない。身内は同情はしてくれない。好きでやってるんだから、と冷ややか。患者さんは「先生、大丈夫ですか」「御無理なさいませぬように」とやさしい。どちらが医者でどちらが患者か。

医者のひとり当直

最近わけあって、夜の当直を医者のぼくがひとりでする日があった（有床診療所では認められている。看護師の当直より患者さん一人一日当たり三〇〇円安い点数で）。いつもならナース二人が当直し、医者は何かあった時に駆け付ければ済む。「ぼくが当直する」と見栄は切ったものの、思うようにならないことが続発した。

一発目のナースコール（ドクターコールと言うべきか）は、夕食のミソ汁が床にこぼれた、という案件だった。ナースは皆帰っている。助手さんも帰っている。「えーと、雑巾はどこだったっけ」。何とか見つかって、床を拭き、下膳した。体温を測り、血圧を計り、尿量をチェックする。二発目は、別の患者さんの「胸が痛み始めた」だった。昼間はおさまっていたがん性疼痛が、夜更けとともに強くなった。持続皮下注射の塩酸モルヒネ、一時間当たりの注入量をアップした。「胸をちょっと、冷やしたいんです」とその患者さん。「アイスノン、どの冷蔵庫だったかなあ？」。何とか発見し、タオルを巻いて届けた。「看護婦さんは、もう少し小さくて硬く凍ったのなの」とボソッ。三発目は「来て下さい、大きなクモが」。四発目は、「テレビのリモコンと間違えました」。五発目は「眠れないんです」。既に睡眠薬は飲まれていたので、安定剤の注射を打った。「看護婦さんなら、背や腰をさすって下さったり、温かいハーブティー作って下さったのに」。グサッ。臨床にはいろんな訴えという名の発火が起こる。医者の習性として、発火をみたら消火に走る。抑え込み封じ込めようとする。悲しいキュアの宿命。

寝たきりで発語のない高齢のK婦人のオムツ交換と体位交換もあった。小柄な女性なのに、重くなった紙オムツを抜き、新しいオムツを差し込み、体位を変え、クッションを差し込むのをひとりでするのはなかなかの仕事だ。つくづく、ケアって大変だ、と知る。

医者の仕事

ひと息ついて、当直室でキュアとケアについて考えた。キュアとは医者がする治療の行為。ケアとはナースがする看護という行為。そもそもこの二つは違うものか同じものなのか。大昔は、薬も手術道具もレントゲンもなかったから、キュアという世界は作れなかったと思う。でもケアはあったろう。患者が寒いと言えば毛布のようなものを掛け、暑いと言えば、谷の水を汲みに走っただろう。食べ物をくだき、口元に運び、何か声を掛け励ましただろう。

近代になり、医療技術は大きく進歩した。診断技術は、聴診器、血液の生化学検査、レントゲン、超音波、CT、MRI、PET、と目を見張る発見と発展を遂げた。薬も、効く薬が登場した。病気を治すという課題を与えられた〈キュア〉の世界は、人々の心を大きく占有し、人々はキュアに憧れ、ケアを忘れた。ケアは隅に追いやられた。キュアは高騰した。ただし近代となっても、自然にも社会にも人知を越えたことが起こる。キュアが及び届かない場面はいくらでも起こった。

銃弾で撃たれ大量出血した兵士、身体破損を生じた自爆テロ現場、大きい自然災害に身体を巻き込まれた人々、大量服薬や首吊りをした人、神経難病や重複障害を抱えた人、がんが全身に転移した人、細菌が全身を駆け巡り多臓器不全になった人、深く精神を病んだ人。キュアが及ばない場面はいくつもある。キュアは窮地に追い込まれる。そういう患者さんを目の前にした時の医者の仕事って、何なんだろう。ケアという言葉が浮かんでくる。

キュアとケアを分けない

ガチャガチャと大きな音が響いた。不審者か？　走ってみた。製氷器で出来上がった氷が下の容器に落ちる音だった。

臨床で、キュアとケアという言葉がセットで取り上げられるようになったのは、がん末期のホスピスケア（緩和ケア）への取り組みが始まった四〇年くらい前か。手術、抗がん剤治療、放射線治療などとキュアの手を尽くしたあと、さらにとことんキュアを求めたりするのはどうか、と医療の現場での反省が始まった。痛みや辛い症状への対処に重きを置き、家族との名残り惜しい日々を大切にしてもらう工夫をすべきではないか。そういう考えと実践を、ターミナルケアと呼び、縦横無尽にも見えるキュア一辺倒のやり方との間に一線を引く動きが広がった。がん患者さんへの対応も前半部分はキュア、後半部分はケアと、まるで二つは相反する言葉として垂直な線で区画整理された。垂直ではなく、斜めの線で区分する図も示された。現場で働いていると、この図がストンと腑に落ちてこなかった。キュアを意識し過ぎた、形だけのケアの偏重が気になった。

がんの末期でも、抗がん剤が効くこともあったし、輸血が穏やかな日を取り戻すこともある。呼吸器を付けることで、呼吸不全から脱出するがん末期の人もあったし、辛い症状を示す高カルシウム血症が薬で落ちつくこともある。胸水が貯留する人への胸膜癒着術も効を奏する。そんなキュア行為をターミナルキュアと呼んでみた。その時考えた。キュアとケアは、一本の線によって区分けされる言葉ではなく、共に入り混じった言葉ではないか。臨床にはキュアとケアの風船が浮かんでいる、と想像した。患者さんにとって大切なことは何かと考え、その時に必要な風船を手に取る。病期が初期であっても死の直前であっても、キュアとケアの風船は平等に浮かんでいる。キュア、ケアという言葉を使わず、事態が改善することを実践していくにはどうすればいいのか、そのことだけが問われている。臨床はいつもキュアとケアが入り混じる場、両方の言葉が一つに溶け合う場だと、当直室で改めて思った。

ケアの所作

夜中の一二時、特別室からナースコールが鳴った。胆のうがんの末期の、体重はかなりある七五歳の女性。トイレに行こうとしてベッドを下りて何歩か歩いて転倒した。付き添っていたご主人の姿は見えない。失禁されている。

困った。ベッドに戻さねばならない、どう持ち上げよう。そのことだけを考え、思案した。そこにたまたま在宅患者に呼ばれたナースが通りかかった。そのナース、「〇〇さん、ベッドに戻りますね」と声を掛け、後ろ側に回り、ベッドのそばまで移すとひょいとベッドに乗り、患者さんを持ち上げた。すぐに温めたタオルで陰部を拭き、着替えさせ、「眠れるといいですね」と言った。参った。全ての所作、身のこなしに脱帽した。

そこにご主人が缶ビールをビニール袋に入れて戻ってきた。「あっ、先生。落ちてましたか、申し訳ない。えっ、先生が当直？　いやあ、飲めませんなあ、今夜は」と頭をかいた。さらに続いた。「先生、ここは大丈夫ですから、よく寝て下さいよ、よく」、直立不動の姿勢でご主人に労《ねぎら》われてしまった。患者、家族に労われてはお終いだ。ひとり医者の当直は、臨床では迷惑で、何の役にも立たない。「裸の王様」が思い浮かび、つくづくケアの深みを思い知ることになった。

〈泣く〉と〈笑う〉

泣く

人間は死ぬ。でも象のように、群れから離れてひとりひっそり死ぬということは、少ない。ほんとは誰だって、自分の死は他人には見られたくない。一流の総合病院やホスピス病棟で医療者に看取られて、死にたくなんかない。可能なら森がいい。人間は自然がそこにあるのに、自然から遠く離れ、社会の偽装に従う。社会の偽装は、時代と共に変わる。現代を生きる人間は、刻々と変わっていく社会の偽装に合わせるのに必死だ。エンディングノートだ、終活だ、と社会が言うと、めまぐるしく変わる社会の偽装に合わせるのに忙しい。うかうかと死んでおれない。ただ死ぬだけのことなのに。

死を前に置く仕事を日常の仕事にして感じていることがある。ほんとに、人は死んでいくということ。五感で感じる。このことは今もって、事実として崩れていない。そんな大上段に振りかざしたようなことではなくて、もっと小さなことも確認している。死を前にして、人は泣く、という行動をとるということも。人は、涙を浮かべ、涙が頬を伝う。人はなぜ泣くのだろう。涙はなぜ出るのだろう。涙はなぜあるのだろう。

調べてみた。一日に涙は〇・五ml―一・〇mlである。一年で約二〇〇ml。泣くと涙腺分泌が増え鼻への導管が滞り、涙落する。

昨日の夜七時すぎ、六四歳の男性が家で亡くなった。総合病院を退院し在宅ホスピスを希望された。「よかった、家に帰れて」と一〇日前にベッドに座って、庭を見ながら笑顔で語った。七年前に妻をがんで亡くし、残された二人娘と立ち上げた障害者の施設のやりくりに明け暮れた。二人の娘は、母の死を体験しているので、父の死は現実のものとして覚悟していた。「モモカンタベタイ」と男性。娘たちは父の口元に刻んだ桃缶を運んだ。死を告げた時、娘たちは泣いた。涙が頬を伝った。

一昨日、診療所のラウンジでギターの演奏会があった。五五歳の乳がんの女性が車椅子で聞いていた。胸水も腹水も溜まっている。やさしい曲がスーッと彼女の心に届いたのだろう、泣いていた。うつむく彼女の頬を涙が伝った。夫とは離別、娘は最近嫁ぎ家を出、息子は朝早く家を出、夜更けてやっと家に帰ってくる仕事。息切れがし、洗濯、料理出来ず、日中は孤独の時間。「こんなにあったかいものに包まれたの、初めてです」、とギター演奏の後に語った。

泣くな

臨床の場で、医療者は泣いているだろうか。昔のこと、新卒ナースが患者さんの死を前に泣いていた。先輩ナースが言った。「泣いちゃあだめ、プロでしょ。これからプロになっていくんだから、泣いちゃあだめ」。悲しかったら泣けばいいのに、と思ったことを思い出す。いずれ、感情鈍麻期を経験し、泣けなくなる時を迎える。プロとして、その時その場をどう処するか、医療者の一人一人に問われる日が来る。

小児がんの子どもさんたちと長く付き合ってきた小児科医の細谷亮太さんは、「臨床で、泣けなくなったら、ぼくは医者を辞める」と書いている。ぼくはどうだろう。死を前に泣くということは避けてきた。ただ、死者に、死に、深い敬意を覚えてきたことは、今も続いている。彼にだからこそ言えるのだが、「臨床で、泣くようになったら、ぼくは医者を辞める」と向こうを張って言ってみる。

そう啖呵を切りながら、思い出す光景がいくつもあった。例えば、二九歳の胃がんの末期の男性だった。未告知だった。都会の会社のサラリーマン。「いつになったら治るんですか。フィアンセが待ってるんです」と言った。父親にほんとの病名を彼に教えて、と依頼した。父親から、「喉元までは言葉出るんですが、何度試みても言えない。父親って情けないもんです。先生、頼みます。先生から言ってやって下さい」と逆依頼。死が来ることを伝えた。「えっ、ほんとですか。二年後ですか。三年後ですか」「いや、もっと手前、でもなぜほんとのこと言ったのかって、君の一番大切な人に、「君がぼくの一番大切な人だ」って言って欲しかったから」。彼はフィアンセに伝えた。一ヵ月後、病状進行。弱々しい声で「モウ、シナセテクダサイ」。「ちょっと待って、一週間待って。一週間したら死ねるから」と医者ともあろうか、ぼく。「ユビキリ」と彼。「一週間経ったら死ねるからね、嘘ついたら針千本」、生まれて初めてする変な指切り。死は来た。無念の顔の兄貴、能面の顔の父、泣きじゃくる母。何かジーンと胸が詰まり、ぼくの目頭は熱くなった。思えば、何度もそんなことはあった。

笑う

死を前に人は笑えるか。死んでいく人さえ、不思議なことに笑う力を隠し持つ。見守る人の場合は、思わず笑ってしまうということは、よくある。最後の呼吸だったと思って、

「よくがんばったよ」と耳元で語った直後に患者さんが再び大きな呼吸をすることがある。「あっ、ごめんごめん、生きてるのにごめんよ」。見守る皆が目に涙を浮かべ、笑う。あれから二年になろうか、六〇歳の漁師さんが最期の時を迎えた。奥さんは他界されて、見守るのは、六歳の息子を連れた娘さん。男の子は死を前にする男性に育てられた。死を前にした厳粛な時、「おしっこ」とその子。走ってトイレに行ってきて、「おじいちゃん」と、手を握った。手が濡れていた。「あんた手洗った?」と母はその子を叱る。「あっ涙だ。お父さーん」と娘は涙を流し、鼻水垂らし、タオルで父の目元を拭く。「おかあさん、さっきそのタオルで自分の鼻水ぬぐってたよ」と母を追及。病室に思わず笑い声が上がる。

「笑うサム」

亡くなった精神科医のなだいなださんがサローヤンの短編小説「笑うサム」について書いたエッセイがある。サムは一五歳で死ぬが、いつも笑っていて、ニコニコサムと呼ばれた。階段から落ちても、悪童から下半身をインクで塗りたくられても、アハハアハハと笑っていた。新聞配達をして貧乏な母を助けていた。ある日、交通事故で大人子供合わせて五人が死んだという記事が載った新聞を売っていた。「新聞、新聞。交通事故で五人死んだ」。大声で売りながら笑い続けた。サローヤンがサムに言う。「おい、五人も死んだんだ。笑うことはないぜ」。その時のサムの言葉が深くささる。びっくりしたようにサムは彼の顔を見つめ、言う。「ぼくは、今、笑っていたのかい」。サローヤンは悟る、サムが泣いていたことを。彼は笑いながら泣いていたのだ。誰もそのことを思ってみなかっただけなのだ、と。サムについてサローヤンが書いた小説のことをなださんが書いたこのエッセイが、ぼくは好きだ。

カエル鳴く

二週間前のこと。夜の一一時に携帯電話が鳴った。「母が、とうとう、逝ったみたいです」。鳥取市から南へ二五㎞離れた農村地帯に車で向かった。電話を掛けたのは障害者施設を立ち上げて東奔西走の娘さん。九四歳の母を、自分たちの施設の一角で看取った。「皆で心臓マッサージしたりしました」と、悲しい顔。「お別れの水を」と言うと、「済ませました、榊の葉で」と明るくなった。清拭を皆ですることにした。多勢が死者の周りに集まった。誰が職員か、入所者か、家族・親戚か、見分け付かず。よっせわっせと、脱がせたり、拭いたり、着せたり、化粧したり。浴衣の左右、上下、裏表が反対で思わず笑ったり、泣いたり。全てを終えて外に出ると、真夜中、田植えを終えたばかりの田んぼから、一斉にカエルの鳴き声が響いてきた。

〈泣く〉も〈笑う〉も非戦闘状態の行為。副交感神経支配の出来事。人間は二つを反対事象と捉えるが、涙は、〈泣く〉と〈笑う〉は時に同一事象、と知っている。

〈有《う》〉と〈無《む》〉

あるかないか

毎日の会話で、〈有る〉と〈無い〉は結構頻繁に出没する。「カギある？ ない？」「ハンカチある？ ない？」「借金ある？ ない？」などである。そう言えば医者も、いろんな有無を聞く。「食欲、ある？ ない？」「便通、ある？ ない？」「熱、ある？ ない？」「痛み、ある？ ない？」。ほんとによく使う。「ある？ ない？」を省略して綴っていくと、「咳や痰は？」「息切れは？」「むくみは？」「夜間頻尿は？」「アレルギー体質は？」「手術歴は？」「ストレスは？」「不安は？」とついつい有るか無いかを聞き、病像を描いていく。救急車を呼ぶ時、逆にこちらが聞かれる。要点だけ記すと、「意識ある？ ない？」「呼吸、ある？ ない？」「冷汗、ある？ ない？」。そうして救急隊員は、およその見当をつけて到着してくる。

あるかないか。友だちはあるかないか。宿題はあるかないか。両親があるかないか。部活はあるかないか。遠足はあるかないか。いじめはあるのかないのか。生徒に夢はあるか、教師に希望はあるか、教頭に出世の道は？　教育界でも、あるかないかは、大股で両手振ってやってくる。

「ボーナス、ある？ ない？」「残業ある？ ない？」「時間外手当は？」「産休、育休は？」。社会人になってからもあるかないかに縛られる。

医療の場でも、「あやしい陰影、ある？ ない？」「転移、ある？ ない？」「本人の意志、ある？ ない？」「意欲、ある？ ない？」「病識、ある？ ない？」「希死念慮、ある？ ない？」「再発、ある？ ない？」と限りなく有り無しの問答は続く。有るか無いかは、生活者の常用語。有りが嬉しいこともあり、無しが嬉しいこともある。〈有り無し〉は有無を言わさず、人生の岐路に立つ言葉の代表とも言えようか。

生命の起源

高校二年生の時、城山のふもとにある高校から五㎞離れた鳥取大学で「生命の起源」という講演会があった。いのちの起源を知りたいと思った。自分はどこからやってきたんだろう。今から五〇年も前のことだ。高校の授業をサボって自転車こいで、大学のすり鉢講堂で聞いた。

「皆さん、生命の起源は、石炭です」と、阪大からやってきた教授は語った。鳥取大学の教授も助教授も講師も助手も、大学生も市民も、ノートやメモ用紙に「石炭」と書いていた。「えっ、そんなもんかあ」とぼくは不満だった。樹木よりもっと小さな草たち。さらに小さなシダ、コケ。もっと小さなアメーバー、プランクトンがある。生命の起源は何かもっと小さなものなんじゃなかったんかあ、と煮え切らない気持ちのまま自転車こいで、教室に戻った。

去年(二〇一三年)の秋、「14歳の世渡り術シリーズ」の一冊、『〝死〟について話そう』(河出書房新社)の中の宇宙学者の佐治晴夫さんの文章が目に留まった。そこには、抜粋をつなぎ合わせると、こう書いてあった。「私たちの宇宙は、一三七億年前の遠い昔、一粒の限りなく熱く小さい光のしずくから、さりげなく生まれたとされています。宇宙にはゆらぎという変動があって、それで生まれたようです。光のしずくは、ものすごい勢いで膨張しながら温度を下げ、物質の素になる粒子たちに姿を変えました」。これだ、これがいいと思った。正しいかどうかではなかった。好き、嫌いの感覚だった。石炭じゃなく光のしずく、それがいのちの起源だ、起源に違いない、起源であって欲しい、そっちが好き、というレベルの反応をしてしまった。なぜ空や雲や、夜の月や星を、恋するように見てしまうのかと考えると、自分の生まれ故郷の方を、つい見ているだけなのではないか。それでじゃんかあと、勝手に納得した。

無に出会う

高校二年生のあの時、自転車で教室に戻りながら、石炭じゃなくもっと小さいもの、もっと、と考えながらふと思った。「一番小さいものの向こうは何だろう」。その時直感的に「無」だと思った。何もない世界があるに違いない。そこから何かが始まる。「無」が「有」になる瞬間って何だろう、と思った。考えても答えは出なかった。でも「無」はある、と信じた。その時妙なことに、「無」が「有」に変わる瞬間のことではなく、「有」が「無」に変わる瞬間が、急に思い浮かんだ。「死」。「無」が「有」に変わる生命の起源については分からないが、「有」が「無」に変わる「死」については分かった。分かったというより、実感があった。蝶や蟬、カマキリやミミズの死、鮎や金魚の死は目の前にあったし、手のひらに記憶があった。死の姿を思い浮かべると、悲しい、寂しい、という感情が静かに起こった。今の仕事につこうと思う始まりとなった。

ある時、ある詩人が語りかけた。「無があるかどうか、はじめから有だったかも知れないね」。虚を衝かれた。「無」はなく、「有」だけがあり、あり続けている、という考えに。

病棟を回診していると、読書家の患者さんの枕元に雑誌「Newton」があり、特集が「「無」の物理学」だった。（このことは「反対言葉の群生地」に既に書いた。改めてもう少し詳しく引用してみる。）本屋さんにその本を注文した。「無」という空っぽの空間は本当にあるのか、について書いてあった。「無」は実験で、一瞬の真空状態を、微小の空間に作れたとしても、すぐに原子や分子、光の粒子の光子やニュートリノで沸き立ち、満ちると。今ある宇宙で「無」は物理学的に存在が難しいと。それどころか、今の宇宙のエネルギーは、物質としての銀河が四％、目に見えない暗黒物質が二三％、残りの七三％が「無」の空間そのものが持つと。思考がついていけない。宇宙学者が語っていた。「本当に何もない絶対的な無、というものは、哲学の世界では存在するかも知れないが、現代の物理学では、そのようなものは存在しないのです」。よほどその意見の方が哲学的だ。

無はないとしよう。詩人の考えのように有から始まったとしよう。だったら死の後はどう考えよう。どんなイメージを抱いておくのがいいんだろう。死で終わりではない、死で無になるのではない。じゃあ何になる。死のあとにも「有」がある。きっとそうなのだろう。いのちは分からないところから届いた。死後、その分からないところへと帰っていく、と思ってみる。そこは大きなところ、私たちが身近に持つ時空とつながりながら、とてつもなく大きな時空を備えるところだと思ってみる。無はない。死の臨床で、叶うことならそのことを伝えたい。伝わるだろうか、患者さんに無はないって。

無は虚しい

いつもの死の臨床に戻ろう。少し遠方だが、往診へ行こう。患者さんはがんの手術を拒み、在宅で一〇ヵ月を過ごした。仕事は牛飼い。名牛を育てることでは、誰にも負けなかった。草を刈り、牛を散歩させ、生活を共にした妻が看病をした。顔面からの分泌物には夫婦で立ち向かう。食べられていたのに、口腔の腫瘍が大きくなり食べられなくなり、立てなくなった。衰弱が進んだ。意識も無くなり、いのちの終わりは近づいた。「この人が逝っちゃったら、私も死にます。だって、存在に意味ないじゃないですか」。家で最期を迎えた。「ああ、こがいなやさしい人なかった。一回も叱りなさらんかった。一緒によう働いた」。

一ヵ月が経ち電話を掛けてみた。「ああ、先生。いけません、落ち込んだまんまです。

無いって寂しいし虚しいです。こたえます。返事せんでも存在しとる時はよかった、嬉しかった。それが今おらんでしょ。無いって、どがなこってしょう。食べれんし、寝れんし、泣いとります、毎日。遠いところ通ってもらって、感謝しとります、でも、おらんし、無いですけえなあ」。

「無」はない、なんて簡単には伝わらない、伝わってはいけない世界が現実にひしひしと、たがうことなく有る。

〈エビデンス〉と〈ナラティブ〉

「母国語で」

臨床で働いていると、証拠、根拠という意味の Evidence（エビデンス）という言葉に出会う。新しい抗がん剤が効くというには、五年生存率がどれだけ延びたか、証拠を示さねばならない。数字を示さなければならない。そういう医療のことを、Evidence-Based Medicine（EBM）と呼ぶ。救急医療も外科医療、腹腔鏡下手術、内視鏡的処置も、放射線治療も化学療法も、精神科医療でも薬物療法になるとEBMの世界である。死を支える緩和ケアでさえ、EBMを抜きには存在しない。死の前にも様々な症状は生まれ、どんな時、どんな薬を、どんな方法で、と根拠を含め問われる。近代医療はエビデンスから出発した。祈りや祈禱や魔術ではない方法である。だが、EBMだけで全てが片付くのかと、臨床にいる人たちは感じ始めている。あらゆる職域の人たちも、エビデンスだけで事は済まない、と感じ始めている。

医療の分野には、もう一つ別の言い方があって、Narrative-Based Medicine（ＮＢＭ）、物語りに基づく医療、である。物語り、という言葉が補足を必要とするかも知れない。感情、情愛を持って語られる医療。ＥＢＭには、理性的、科学的、冷徹、ゆるがず、非情、のような言葉が似合うが、ＮＢＭには、感情的、文学的、あったか味、ゆらぐ、情あり、が似合うと言えようか。

思い出す場面がある。アメリカで臨床心理を学びに留学していた若い女性が報じた出来事である。ある黒人の男性患者が急性心筋梗塞で救急病院に運ばれ、治療のかいなく死亡する。死を認められずパニック状態となる妻のところに、心理療法家の彼女が呼ばれる。彼女は、心筋梗塞がどういう病気か、どういう治療をしたか、なぜ心臓が動かなくなったかを、覚えたての流暢な英語で懸命に語る。いろんなエビデンスの説明を繰り返しても、妻のパニックはおさまらない。「今しゃべったこと、あなたの母国語で語って」と黒人女性は言う。心理療法家は虚をつかれ、日本語で語り直す。しばらくして、その女性は涙を浮かべ、泣き崩れる。

意味が通じる理性的な言葉では心通じず、意味の通じない言葉に情が流れた。ＥＢＭとＮＢＭの違いのようなものを、ナラティブになっていくのには何が要るのかを、考えさせられる。

在宅とナラティブ

今、ぼくたちは在宅医療にも力を入れている。懐かしいわが家で過ごそう、という医療の普及活動だ。一概には言えないが、在宅はNBMの代表格みたいなところがある。総合病院の集中治療室、がんセンター、大学病院、先端医療病院なんかはEBMの代表格と言えるかも知れない。緩和ケア病棟（ホスピス）は、以前はNBMとしてスタートしたが、このごろはEBMに傾斜しているかも知れない。いや、ほんとは、臨床の全ては一刻一刻、一場面一場面違うので、EBMもNBMも、いつでもどこでも混じり合って存在している、と考える方が的を射ていよう。

「家に帰りたい」という患者さんがいる時、病院で退院時カンファランスが開かれることが多くなった。患者さんとその家族、病院の主治医と受け持ちナース、理学療法士、それにケアマネージャーと介護用品会社の人、ヘルパーとソーシャルワーカー、それに私たち開業医と訪問看護師が集まって、在宅のこれからを話し合う。とても大切な会なのだが、どうしても形式的になりやすい。ひと言で表現すると、EBMに傾き、NBMは置き去りになる。

実際に退院して家に帰り、訪問看護を中心にした在宅医療が始まると、ＮＢＭが主流になって展開していく。在宅ホスピス運動を広げるために、ぼくたちはＮＢＭの大切さを伝えていかなくてはならないようだ。ＥＢＭが先鋭化する流れに抗して。

ツバメとキャベツ

患者さんが退院する。家におじゃまする。いろんな家に出会う。患者さん一人一人が違うように、家も一軒一軒違う。その当たり前のことに驚く。例えば大きな農家だったりする。門が蚕小屋をくりぬいたようになっている。ツバメが巣を作って、下を通ると五匹のヒナ鳥が大きな口を開けている。そこから玄関まで、飛び石が三〇個敷いてある。「たのもう」と言わんばかり。土間があり、「よいしょっ」と上がり込む。天井の高い一〇畳の和室に介護用ベッドが入っていて、そこに患者さんが寝ている。病院から知らされたのは、肺がん・腫瘍マーカーの値・肺気腫・嚥下障害、という病態。それに、介護指導のいくつか。どれも必要なことだったが、何代目かの農家の主《あるじ》が居間に横たわると、全く別のものが漂っていた。姿、顔つきに風格が浮かぶ。「やあ、どうも、先生」と、息子さん、ステテコにランニング姿で裏木戸から入ってきた。ゴロゴロと痰の音がした。吸引器のスイッチをONにして痰を吸う。県外からやって来た前掛け姿の孫娘が、その日は看護の当番のようで、心配気に祖父を見ていた。古い柱時計の秒針が動く。

在宅医療が始まる時、その患者さんが家という空間にわだかまりなく納まっているかどうか、を無意識に見る。体の症状への対応に落度はないか、さらに対処すべきことはないか。家族の表情を見る。当然不安、戸惑いはある。それが減弱したり、融けていくことを支えていく術《すべ》を探すのがぼくらの仕事だ。

家を失礼しようとすると、「これーっ」と孫娘さんが飛び石を追っかけてきた。白のビニール袋に朝獲れのキャベツが四個入っていた。ツバメの子が勢いよく巣からはみ出していた。意図しなくても、物語らざるを得ぬことごとに守られて、在宅は始まっていく。

「北守将軍と三人兄弟の医者」

もう一人、病院から紹介状が届いた。「九五歳の高齢の男性、腎がん、多発性肺転移。積極的治療望まれず、在宅を希望されてます」。街の中、小学校のそばの家だった。「あっ、どうも。足はパンパンにむくみます。他は大丈夫です。あっ、点滴一本たのみます」。患者さん、かくしゃくとしている。つい先日まで現役の社会保険労務士だった。食欲はあった。が、軽い見当識障害もあった。告知は受け、「そう長くはないな」と息子さんに漏らしながら、「は？　病名は忘れました。覚悟はできとります。点滴を願います」というようなことだった。息子さんは言う。「父は労農党代議士の山本宣治の息子で、ＤＮＡが受け継がれてるのかも知れません」。

往診に出向くと、衰弱が進行していくにもかかわらず、すくっとベッドに座り、「変わりありません、大丈夫ですから」を繰り返した。顔は、鼻筋も通り、眼光鋭く、細面《ほそおも》て。今風に言うならイケメン。ある日突然、ベッドに座り直しおっしゃった。「先生、かねてからお願いしております処刑ですが、そろそろ頼めますか」。横の椅子に座っていた膝の痛い奥さんも、キョトンとしている。ぼくは唖然とし、笑った。大胆な「処刑」という言葉に。また、初めてなのに「かねてから」に。山宣の孫に当たる息子さんも落ち着いた人で淡々と語った。「宮澤賢治の「北守将軍と三人兄弟の医者」にあるように、食べなくなり、飲めなくなり、仙人になっていくみたいなことでいいですので」。その患者さん、足や側胸部の浮腫液を上手に消費しながら、他界されていった、ごく自然に。

ナラティブの獲得

医療の場では、角度によっては全てがＥＢＭとなる。その恩恵はあるが同時に弊害も生まれる。別の角度だとＮＢＭが見えてくる。ＮＢＭは患者、家族、臨床、を育てる唯一の方法だ。ＥＢＭをくぐり、どうＮＢＭに迫り、獲得できるか。至難だが、その大変で面白いことを、問われる日々が続いていく。

〈はい〉と〈いいえ〉

「まあまあ」

外来の診察室で患者さんに尋ねる。「食欲ありますか?」。患者さんは答える。「まあまあ」。「眠れますか?」「まあまあ」。「痛み、まだありますか?」「まあまあ」。聞く側としては、「はい」か「いいえ」のどちらかで答えて欲しい、と思う。こんな問いを、閉ざされた問い、と呼ぶ。臨床は、閉ざされた問いが侵入しやすい空間。「何が食べたいですか?」「何かしたいことありますか?」「今、どんな気持ちですか?」などは、開かれた問い。問いが開いてないと、コミュニケーションが成り立たず、広がらず、変化せず、患者さんも医療者も、成長しないのも臨床の本質。

社会が近代化し、工業化し、コンピュータ化すると、いろんな場面のやりとりが機械的になる。白か黒か、「YES」か「NO」か、○か×か、「はい」か「いいえ」か。曖昧な答えはスピードがなく、手間がかかる。てきぱきと早く答えないと、次に進めない。社会はスローでなく、ファストを求め続けた。待ってぇ、そんなわけには行かない、とこの流れに抵抗するのは、人間の身体と心。体も心も、そんなに簡単に切りさばくことはできない。太古の昔から存在し続けているものは、大体、コンピュータでは処理しにくい。簡単な答えにはなりにくい。だから外来でも「まあまあ」「まあまあ」と、多くの人が「まあまあ」を口にする。

双子の心

「はい」といったらウソになってしまう／「いいえ」といってもほんとうではない／「はい」と「いいえ」のあいだに／一〇〇万の　虹色の　答えがある／それが「こころ」っていうもんさ／「はい」と「いいえ」の双子の心（「双子の心」工藤直子）

「はい、はい」

小学一年生の教室。先生が生徒に向かって質問をする。「6＋4は?」。生徒は一斉に「はい、はい」と手を挙げる。「この花の名は?」と質問する。「はい、はい」と手を挙げる。ぼくは小学四年生の時に、田舎の小学校から鳥取市の付属小学校に転校した。「田舎で勉強ようできても、町の学校ではそうはいかん」と初っ端から担任に叱られた。田舎の小学校と違って、皆が髪を伸ばしていた。丸坊主は転校生のぼくと、もう一人だけ。町の学校は違う、と思った。「アルゼンチンの首都は?」と先生が聞く。「はい、はい」とツバメの巣のヒナのように、生徒は一斉に手を挙げた。さすがに町の学校だ。勢いが違うし、手の角度が天井を指して真っ直ぐだ。「はい亀田、」と先生。すぐにすくっと立って、亀田君が答えた。「はい、忘れました!」「廊下に立っとれ」、この光景がなんだかおかしくもあり、悲しくもあり、懐かしい。

「はい」は強制されやすい。分かっていても分からなくても、「はい」と言わねばならない。アジア人だからなのだろうか、日本人だからなのだろうか。「はい、はい」とぼくらは言いすぎ、言わされすぎて育ったのかも知れない。

「はい」

がんの患者さんに「あなたの病気はがんです」と言えない時代があった。そんなこと聞いて喜ぶ患者さんはいない。せめて嘘をつくことが医者の礼儀、だった。徐々に変わっていった。早期にがんを診断できるようになったこともある。手術方法や、内視鏡下の治療法の進歩もある。効果のある抗がん剤の開発もある。優れた放射線治療の開発もある。そんなことを背景として、がんの伝達は普通になった。ホスピスが日本でも作られだしたころは、ほんとに嘘をつくことが当たり前だったなあと思い出す。

研修医の時だった。咳と首の痛みを訴える六二歳の肺がんの男性の主治医になった。左の首にゴツゴツとした腫瘤があった。頸部リンパ節転移だった。「先生、がんじゃないですよね」と聞かれた。「はい、違います。首のリンパ節炎です」と先輩の医者の指導どおりに答えた。「治りますよね」と聞かれた。「はい、結核性かどうか調べています。いずれであっても治りますから」。そのころのことだから自分から「がんですよね？」と聞いてくる人はいなかった。もしそう聞かれたら、「いいえ、がんじゃありません」と言っただろう。「はい」でも「いいえ」でもどちらを使ってでも、がんではないことを伝えるのに必死だった。研修医の二年間、がんを告げたこと無し。「はい、違います」ばかりを言い続けた。

「いいえ」

千春さんは八三歳の女性。大腸がんも肝がんもある。自分でご存知。昔は飲み屋さんをしていた。客も結構ついた。姉御さん肌で、「清川虹子さんみたい」とぼくが言うと、「誰?」と若い世代の訪問ナースたち。生活保護を受けていて、質素な平屋の一隅に住んでいた。娘がひとりいて、彼女は嫁ぎ先の家に母を引き取りたかったのだが、果樹園と民宿をやっていて思うにまかせない。早朝と夕方、食べ物を持ってきて、オムツの交換をするのがやっと。病状は進み、トイレへ立てなくなる。千春さん、熱も出る、息苦しくもなる。夜眠れなくなる。「入院しますか?」と尋ねてみた。「いいえ、いたしません」と虹子さんのような千春さん、ピシャリ。「娘さんのところ行きませんか」、「いいえ、行きません。娘は嫁にやったんです。そこで世話になるなんて、筋が通らないでしょ。しかも今、繁忙期ですよ」とピシャリ。死は遠くではない。娘さんと話し合った。「母に言ってみます。私は看てあげたい」。

二日後、千春さんは民宿の一角に介護用ベッドを入れてもらっていた。「娘夫婦のおかげです。うれしい」と千春姉。あの「いいえ」は何だったんだろう。

「はい」と「いいえ」の五段階

「りんごは好き?」と聞かれた発達障害のある三〇歳のSさん、「はいっ」と答えた。

「バナナは好き?」「はい」。「キウイは?」「はーい」とちょっと渋々。「ニンジンは?」「はーいー」と低音でかなり抵抗ある。「ゴーヤは?」「はーいーー」と超渋々。彼は「はい」一語しか口にしなかった。お母さんによると、五歳の時、初めて口にした言葉が「はい」だったという。その後も「はい」で通した。「大リーグのイチロー見る?」「はいっ」。「お母さん、ワイドショウ見たい、いい?」「はーい」と低音。「ニュース解説にさせて?」「はーいーいー」と、さらに低音。「お母さん好き?」「はいっ」。「看護師さん好き?」「はいっ」「お父さん好き?」「はーい」。「先生、好き?」「はーいー」。軽い痙攣発作が起こって「注射打つよ」と言った時は、「はーいーいー」と超低音。

「はい」を五段階活用するように、「いいえ」もきっと五段階活用の中に入っていたのだろう。彼の「はい」一語の人生に、敬意を覚えた。

黒の諧調

打って変わって、自白の強要、拷問、の場面を思い浮かべた。拷問は「いいえ」を「はい」にさせる力がある。「はい」も「いいえ」にさせる。見える強制、見えない強制を乗り越えて「はい」は「はい」を貫き、「いいえ」は「いいえ」を貫かねばならぬ場面がひとりひとりの人生で、社会で、国家で、起こる。その時の「はい」と「いいえ」は屹立し、一本の境界線で分けられる。私たちは、本当の自分の意志を問われ、「はい」と「いいえ」でしっかり答えねばならない。

一方で、ユージン・スミスの写真集を見、解説文で教えられたことを思い出す。全て白黒写真。その評価に「黒の諧調で表現される世界」とあった。色は全て境界線を持たず、どの色もそれぞれに諧調を持つ。白さえも、黒さえも。工藤直子さんの詩「双子の心」が改めて浮かぶ。一方では、言葉の二分化の恐怖と覚悟を教えられ、また一方では諧調を本質とする色の世界に、及び届かぬ言葉の世界が陥りやすい狭さを教えられる。

〈意志〉と〈流動〉

ついうっかり

生きること、死ぬこと、そこでの宗教の役割りなどを語り合うフォーラムが東京であった。死の現場で他界されていく患者さんを見ているということもあって、司会者から、「ご自身の死は、どのように考えられていますか」と振られた。答えに窮した。土の上を這っているトカゲ、家の壁を伝っているヤモリが同じことを問われ、足を止めキョトンとした顔で「なんでしょうか」と首をかしげている姿になった。「考えてないです、自分の死は」と答えた。司会者は期待に反する答えに躊躇しながら、次の人へ次の話題へとつなげてくれた。

その時うまく語れなかったが、ほんとは「思うようにはならない」と言いたかった。「死ぬならがんがいい、考える時間がある」「がんなら、脳転移してくれた方が助かる」「抗がん剤は受けない」「家族と話したい、海や山に行きたい」「いずれにしても、死を承知し、ホスピス病棟で皆に別れを言いたい」などと、自分の意志を述べたとする。それはそれでいい。ただし、劇や映画の脚本のようには事は運ばない。大体のことは「思い」と「思いがけない」の二つで進む。「思いがけない」が事を大きく決めていく気がする。

人に親しまれ、地方政治に尽力した先輩ががんの末期になって見舞った時に、ポツンと語った言葉が心に残っている。「わし、何も考えとりませんでなあ、ついうっかりしとりましてなあ」。自分の死についてどう考えているかと問われた時、「うっかり」が導いてくれる世界を受け止めていく方が、自分の意志を組み立てるよりゆったりと大らかな気がした。

死の場所についても似たようなことが言える。「がんセンター」「ホスピス」「家」「総合病院」「老人施設」などと自分の意志、希望を述べてみたとする。現実は「思ったところと違う」ことになりやすい。思いがけない病気の発生、思いがけない骨折、思いがけない家族員の事件。死の場所は波間で見え隠れして、浮遊する。

DNR

四〇年前ごろは、がんの末期であっても死の間際には心マッサージだった。なるべく死を先送りするのがしきたりだった。その後、それは本人にとっていいことか、家族にとって痛々しくないか、それで死は避けられるのかが問われ、がん末期ではDNR(Do Not Resuscitate 心肺蘇生をしないで)が選ばれるようになった。欧米では枕元にDNRのカードがぶら下がる。

ところが臨床では、いつも、決めたはずの心意気をくつがえすことが起きる。一週間前のことだった。がんの末期の八〇代の女性が、夕食のあとベッド上で急変し、心肺停止し(と思われる)、発見した長男が慌てて心マッサージをした。猛スピードで駆け付けたぼくは、既に死がやってきていると判断したにもかかわらず、心マッサージを代わった。なぜ。「死がきたようです。心マッサージにもう意味はないようです」と言える雰囲気ではなかった。駆け付けた娘さんも「おかあさん、どうしたの」と叫んでいる。がんの末期の死であっても、咄嗟に始まった心マッサージを止めるには、時間の流れに乗らねばならない。枕元にDNRのカードは下がってはなかったが、その人は「私、延命は要りませんから」とおっしゃっていた。娘さんや長男、お嫁さんが、「その時が来たんかなあ、早いなあ、ご苦労さーん」と口にされ、心マッサージはゆっくりと終わっていった。

ひっくり返る意志

法律、裁判用語としての「意思」は、揺るぎもなく堅固なものとして捉えられるのだが、医療に限らず、現場という場所では流動的だったりする。例えがピタッとしないが、意志には、蝶の一生みたいなところがある。サナギになったり、脱皮したり。意志の本質の一つは流動や変容ではないかと思う。

六〇歳の肺がん末期で、寝たきりになった女性の時もそうだった。脳に転移し、頸椎、他の骨へも転移し、動けず、嚥下できず、コミュニケーションも取りにくくなっていった。同居の娘二人は、「母の意志で、家で、延命なしで、やすらかに最期を迎えさせてあげたい」と言っていた。衰弱が進み、呼吸状態も悪くなったある夜、娘さんから電話が入った。「息が苦しそうです」と慌てた声。車を飛ばすと、家の前で救急車の赤いランプがくるくる回っていた。「先生の診療所に」と娘さん。先に診療所に帰り、処置室でスタンバイしていると、救急車が到着した。

「どうしましょう?」と娘さんに聞くと、「最善を尽くして下さい」。気管内挿管し、人工呼吸のための手押し用の袋、アンビューバッグを連結し、病室へ。娘さんに押してもらって、簡素な人工呼吸の実施となった。もう一人の娘さんと息子さんも駆け付けて、三人が一時間ずつ交代で手押しの人工呼吸を続けた。患者さんの意志も、娘さんたちの意志も、みんなひっくり返った。その一時間は「お母さん、がんばって」と涙も流さんばかり。でも休憩の二時間は、深夜のバラエティ番組をスナック菓子ボリボリ食べながら見て、笑っていた。

三日目の朝、他界。「ありがとうございました」と三人は深々と頭を下げ、やり遂げたという誇らしげな顔、満ち足りた顔をして、診療所を後にした。

貫かれた意志

夏の終わりにひょこんと、総合病院の腫瘍内科からの紹介状を持った五四歳の男性が受診された。「入院せず、家で、ひとり、死を迎えたい、できますか」。

在宅ホスピスでやっていくことになった。医者が週一回以上、看護師が週に三回以上訪問し、その人の痛み、不快な症状に対応していく。古い家が駅の近くにあった。二軒隣がコンビニ。

「こうして机に座って、漢詩を読んだり、字を刻《ほ》ったりするのが生きがいです」。大学を出てから放浪者として、篆刻家として生きてきた。仕事場は、六畳間の入口の一畳半の廊下。ラジオが流れ、手元の古書を電球の光が照らしていた。学者で職人。腫瘍は舌、口腔から首のリンパ節、耳介、骨へと広がっていた。食べられず、飲めず、発声できない。彼は動じなかった。口を通るものはなく、一日一本の点滴だけで過ごした。「これでいい、延命いらない、もう終いでいい」とメモ用紙に書いた。速記に近い速さで、彼の意志は綴られた。

ベッドはビールケースを八個並べ、薄い布団を敷いた簡素なもの。室内移動には、木箱にコロ車を取り付けた自作の歩行器を使った。点滴台も、針金で点滴袋を下げるフックを考案した手作り品。ある日の往診で、「陶淵明の「乞食」が自分の考えに似てる」とメモした。帰ってiPadで調べたら、その漢詩の最後に「生きてる間に恩返しできそうもない、この恩はいずれ冥土から」と訳されていた。

日に日に動けなくなった。経口薬も不可能になり、塩酸モルヒネの皮下注射が始まった。仕事机に座ることも困難になり、ベッドで苦笑いした。唾液分泌は急に減った。翌日、「医大へ献体したい」とメモに意志を綴った。早速米子市の医学部へ手続きをした。受けてくれた。彼は親指と人差指で輪を作って笑った。

彼が亡くなったのを発見したのは、九月下旬の月曜日の朝一番の往診の午前一〇時前。

体はまだ温かかった。さっきだったと思われた。不思議なことに失禁しておらず夜の尿は
し瓶に収まっていた。意志が産み出す世界を感じた。訪問看護師と体を拭き、髭を剃り、
髪をとき、茶色の和服を着せた。二時間かかって、医大から霊柩車が迎えに来た。出発の
午後二時。全てが彼の意志の下に運ばれた。生き続けた意志に、敬意を覚えた。

意志でないものによって生じる自然な流動を尊いとも思う。一方、意志が貫かれていく
ことのすがすがしさ、荘厳さも尊い、と思う。

〈たべ〉と〈はき〉

入口と出口

身体のしくみは〈入れると出す〉によって構成され、営まれる部分が大きい。呼吸は、同じ物（気管や気管支）を使って気体の出し入れを請け負う。入口と出口は同じ。これに対し神経路は、末梢の五感から入る情報を主に脳まで届け、そこから次の動作の指令が出ていく。ホルモンの分泌や薬理作用のある物質の分泌の指令も出る。血液の道にも、どこかか刺激が入り、それに骨髄が反応し、別の現象が出ていく。入口と出口は別だ。

尿路はどうか。腎臓で尿が作られ、尿管を通り膀胱へと流れる。そこから尿道を通って放出される。呼吸のように入口出口が同じであっては困る。ただ、いろんな理由で尿が出にくい時、人工的に、尿道を逆行して膀胱カテーテルを挿入することがある。さらに、膀胱の上の尿管が周辺のがんで圧迫されて、尿が下に降りず腎臓に溜まって水腎症を生じる時も、膀胱から腎臓に向かって尿管ステントを尿管に留置することがある。それらによって、尿は腎臓から外界へと排出されていく。大便についてはどうかと立ち止まって考えてみた。下剤という方法で、便を軟らかにし、腸蠕動を促し排出という方法と、逆に肛門から浣腸液を腸に向かって注入していく方法がある。また別に、医療者が指を挿入し便を摘出する、という方法もある。出口でも出入りのベクトルが働く。

あらぬことを考えた。女性の場合の生殖器。精液を受け入れ、しばらくして児を外へ出す。使用法としては、呼吸器に似る一面がある。そう言えば、原始生命体は吸入口と排出口が同じだ。

拒食

消化管は人間が持つ臓器の中で最も長く、約九m。他の臓器に比べるときりりっとせず、ただのんべんだらりと長いだけ、と思える。だが、日常お世話になっている貴重な臓器だ。生誕と同時に、消化器の出発点の口はまず乳を求める。生誕約一〇〇日目には「食い初め」という行事さえ、人間は思いつく。

人間は動物だから、口から物を食うことが生命維持の原則。食わねば、食えねば、死ぬ。農耕を身につけ備蓄を覚え、他の動物にはない文明を作った。とは言え、飢饉で、戦場で、人間は多く餓死した。根拠のない数値を上げてみる。人間対食料比。農耕以前は1対0.1（いや、木の実が多かったかも知れない）。農耕が始まって1対0.2。もちろん、根拠のない数字。日本の戦後期、1対0.3。東京オリンピックのころ、1対0.8。日本に初めてコンビニが登場した一九七四年ごろ1対1。一九八六年からのバブルのころはすでに、1対2。そしてその後豊かな時代と言われ、1対3。いや思い切って、現在のスーパーの品揃えと客の比で言うと、1対10か。言い過ぎか。

そんな時代の流れの中で、一九八〇年ごろから日本でも〈拒食〉という現象が、若い女性を中心に広がった。食べ物は街にはあふれているのに、食べることを拒否し、やせる。「デブと言われた」、「大腿部が太くなる」、「大人になんかなりたくない」、「細い方がきれい」、「太ったら誰も見てくれない、心配してくれない」。

体重が三〇kgを割る人もあった。二五kgを、二〇kgを割る人も。高カロリーの点滴を注意深く落とすことで命をとりとめる人、逆にそれで命を落とす人があった。とにかくとにかく、皆食べない。

一八kgだった女学生は、高カロリー輸液のあと痙攣を生じ意識を失い、瀕死になった。それがきっかけになったのか、ゆっくりと回復。ピノキオのような歩行をしながらコンサートに行った。感動し、「他人のために生きてみたいと感じた」と言い、食べ始めた。大学を遅れて卒業し、就職し、結婚もした。別の二五歳の女性は他者の言葉に耳を傾けず、かたくなに生きる人だった。小児期の家庭も温かいものではなかった。三〇kgを切った。高カロリー輸液を開始したが、「こんなことにお金かけるなら、フランス料理食べた方がましでしょ」と言い、何も食べなかった。「生きてたって、楽しいことも、意味も、何もないよ」と言い放った。一人暮らしだったが、ある朝、別居の母に発見され、救急車で診療所に運ばれた時は、弱い呼吸がわずかに残るだけだった。

過食

摂食障害（拒食・過食・過食嘔吐など）は、多くは女性だ。でもなかに、男性もいる。三五歳の男性は過食から脱出できない。大学を卒業し、資格試験も合格している。きっかけもはっきりしない。いつとはなく生きる目標を失った。楽しみは読書。他人と交わることを求めない。対人恐怖の素因がある。「突然、食べたいという衝動がやってくる」、と言う。主に夜中。抑えられない。コンビニへ行く。以前は弁当を三個、カップ麺一個を口にかき込んだ。常の事になるとお金のことを考える。弁当をやめて白飯の大六個と冷凍のカレーのルーをチンして自室に持ち帰る。おいしさは不要。食べれば気は収まる。衝動は鎮静化する。

そう言えば、近年、飲み放題、食べ放題の店が増えた。摂食障害の人の一部に利用者があると思われる。都市のおしゃれな店の食べ放題に、女性の過食症の人たちが引きつけられる。そんな店がなくても、過食の時は、あの手この手を考え、目的を達成する。そんな人は、明るい顔では食べることができない。笑っていても、目は笑えていない、多分。

過食&嘔吐

メディアが、やせてスマートな美人を放映することも拒食症の増加、大衆化に繋がったと言われる。平和で経済的に繁栄する社会の負の部分。拒食症の若者より、過食&嘔吐の若者が増加している。過食だけで、衝動は解決されない。炭酸飲料などの飲み物を多量に摂取し、まるで自分を自分で拷問するかのようにして嘔吐を遂げる。心に生まれるのは達成感、というより罪悪感。診療所の病室の三号室に、過食&嘔吐（略してたべはき）の一九歳の女学生が通ってくる。一八kgの女学生が入院していたのは一号室だった。通う、といっても、気が向いた時にやってくるだけ。レポート提出のための参考図書や筆記用具を入れた大きなリュックを背に、やってくる。「やってる?」「ええ、週六くらい」。たべはきのことである。「ま、ゆっくりね」。もう四年になる。治療をしているとは言えない。背景にはいろんな事情が潜む。たべはきの多くは難治だ。そう言えば思い出したことがある。摂食障害の症例検討会で、軽快していった難治症例が紹介されたことがあった。快方へ向かった転換点にあったのはただ一つのことだった。詳しくは記せないが、医療者の一人が、「この人を放っとくわけにはいかんなあ」と思ったことだった。人の心は、目に見えない形で、別の人の心に伝わる。

食道と自然

たべはきの一つの解釈は、食物の上から下への通路、食べ物の入口としての食道を、出口へと転換させている、ということだろう。たべはきを含めた摂食障害の多くの人の原因は多岐に渡る。共通しているのは不信、面白くなさ、不全、孤立、自責、不安、自信喪失などの心の問題を抱えていることだろう。ここからは推測だ。「母も、父も、家族も、当てにならない。友人も、担任も、学校も、当てにならない。社会も、世界も、当てにならない」。そして最後に自分の身体に辿り着く。入口の食道に出口を命じる。食道は従う。

当てになるものを見つけたと確認する。消えた自尊心の中に屈曲した自尊のかけらを確認する。大袈裟に言うと、自然から食道を拉致するのに成功した。何かの術《すべ》で、自分に信じられるもの、目指すもの、自分を包んでくれるもの、自分が包めるものが見つかるその日まで、拉致は続く。包み包まれる何かが見つかった時、出口に重きを置いた食道を、自然の摂理の入口として、返却できるのだろう、知らぬ間に、無意識に。

〈親〉と〈子〉

患者さんが受診してくる。その横に、多くの場合、別の人が立っている。家族と呼ばれる人たち。縄文時代のその前から、空に雲や星、体に心臓や腎臓があるように、家族は在り続けている。そのことの不思議さを改めて思う。

母と娘

家族はいつも、不定形。正しい家族なんてない。母と娘も不定形。なかよしもあり、疎ましいも、信頼し合うも、普通もある。臨床で出会う家族は千差万別。日本赤軍の元幹部の重信房子さんと娘のメイさんの母と娘はどうか。考えてみることもなかった。重信メイさんに先日、鳥取に来てもらって、イスラエルやパレスチナのこと、母、重信房子さんのことを話してもらった。パレスチナ兵士の父との間に生まれたので、親子は身元が分かればば暗殺される可能性があり、メイさんは無国籍のまま二八年間を過ごす。

メイさんが八歳の時、母から「私たちは日本赤軍のメンバーなの」と告げられる。「知ってた」と彼女は返す。母と娘は敵兵から逃れるため、同居を避けて暮らす。「革命の子どもたち」という映画のパンフレットに『秘密――パレスチナから桜の国へ』(講談社、二〇〇二年)という本からの転載があった。「誰かと親しくなればその人に嘘をつきたくない。でも私の人生は常に秘密にされていたので、嘘をつくしかない。二八年間、私は世界のどこにも存在しない人間でした」。こんな母と娘の関係は特異だろう。母、重信房子は二〇〇〇年に潜伏していた大阪で逮捕される。「母がいつか逮捕されるだろうと、子どもの頃から覚悟はしていた。だが、実際に逮捕された母を見ると、ショックだった。両手の親指を立てた母のポーズが、「私は大丈夫だから、メイたちは頑張っていてね」という私へのメッセージのように思えて、たまらなくつらかった」。母と娘を繋いだもの、二人の関係を紡いだものは何だろう。時間でも、空間でもない。「私は中学校に通う頃から、母と一緒に暮らすことがほとんどなくなった。電話で月に一回、話す程度だった。距離は離れていたけれど、私たちの心の絆はけっして弱まることはなかった」。

秘密警察に捕まった時はお互いに黙秘を貫く、と母と娘は約束する。社会正義、敵、使命、を共有することが二人に深い信頼を生んだのだろう。

母と息子

五〇代、六〇代のお母さんが三人、思い浮かんだ。がんで亡くなった二人、神経難病で亡くなった一人。三人とも離婚されていて、三人とも一人息子がいる。息子たちは皆、母に可愛がられていた。夫の存在無き後、家の中の男の力への期待があったのかも知れない。

Nさんは六二歳。昔、ネオンの灯る路地、若駒通りで小料理屋をやっていた。一人息子を、女手一つで育ててきた。ネオンは一つ消え、一つ消え、通りの人影も消えた。息子は救急隊員になった。

電話が鳴った。「神経難病の母を診て欲しい。嚥下が難しく、でも胃瘻はしないと皆で決めてる」。救急隊員の緊迫した声だった。皆とは、中学生の子連れの妻と、三四歳の自分と、患者である母の三人。妻との間には、赤ちゃんができたばかり。育児が大変、という妻のことを考えると、「イエガイイ」と言う母との間で板ばさみになる。母は医療センター、診療所、老人施設を転々とした。巡り巡った末にお嫁さんも決意し、家で看取ることになった。最後は、救急車を呼ばないことも決めた。点滴が命を繋いでくれていた。

「タベタイ」とお母さん。「誤嚥したら、喉に詰まって死ぬよ」と息子さん。「タベタイ」は続く。大好きなプリンをスプーンで、息子はそっと口元に運ぶ。むせる。プリンを吸引する。また、「タベタイ」。息子はタベタイとむせるの板ばさみになる。衰弱が進む。嚥下力は落ちる。「タベタイ」は誤嚥の中でも止まなかった。

二ヵ月が過ぎ、桜が散り終わった四月下旬の正午、携帯電話が鳴った。急行した。息子は母のベッドサイドに、ただ立っていた。プリンがあった。心マッサージせず、手を握って泣いていた。

父と息子

親と子の形は、平和な時には見えにくい。戦時や災害や病気や死の時、親と子の関係は浮き彫りになる。

父と息子もいろいろ。しっかりした父もあれば、オロオロする父もある。息子も然り。組み合わせもいろいろ。どうあらねばならぬ、ということはなく、それぞれの味、と考えよう。

ある土曜の午後、診療所に電話が掛かった。「胃瘻をしている胃がんの末期の父を診て欲しい」とオロオロした声。二〇㎞離れた集落に直行した。町営住宅。家の中は、散乱。

奥の簡易ベッドに羸痩《るいそう》著明な六三歳の患者さん。長い命は難しい。唐突だったが、「あとどれくらい生きられそうですか」と問うてみた。患者さん、指を二本立て、「二ヵ月」。死を覚悟されていた。息子は呆気にとられた顔して聞いていた。この家で、この親子だけでやっていくのは難しいと判断した。

診療所に入院した。離婚されていた。「原因は、バクチ？　酒？　女？　保証人？」、と尋ねた。「全部です」、と息子さん。死を前に片を付けないといけない経済的な事もあった。病状も日に日に変化し、息子さんオロオロ。患者さんにも、家族にも、悔いのない死を、が私たちのモットー。でも辿りつけないこともある。息子さんに言った。「お父さんは、君のために死を見せてくれている。世界でただ一人、君のために。その死から学ぼう」。「はっ？」と息子は言い、「はいっ」と続けて言った。迷える子羊の息子の表情は一変していた。父は最後の呼吸を息子に見せた。息子はしっかりと父の息を見た。父の死は、息子に変化を与えた。

父と娘

伊藤ルイさんのことを思い出した。一九二三年に甘粕憲兵に虐殺されたアナーキスト大杉栄の四女。当時一歳三ヵ月。父を知ろうはずもない。「天皇にそむいた主義者の子」として後ろ指をさされた。

彼女は福岡で、博多人形の絵付けをし、アルコール症の夫のことで苦労しながら暮らしていた。いつごろからか、女性が一人の人間として認められる社会を、戦争のない社会をと、社会運動に立ち上がる。原子力発電に反対する作家の松下竜一さんたちの運動にも加わる。小柄でもの静かな人。鳥取にやってきてくれたことがあった。下関から山陰線に乗って。「日本海がきれいでした。虹もかかって」。

ルイさんががんと分かって、それも肝臓にまで広がって、と松下竜一さんから電話が入った。「ちゃんとした病院で、ちゃんとした検査を受けるよう、徳永さんから言ってやって下さい」と。電話するとルイさん、明るくしゃべった。「いいのこのままで。この診療所の先生、信じてるの」。説得の余地はなかった。「参りました。じゃあ愉しく、天国に旅して」と言うと、「私、勝ったね」と笑った。するべきことがあって、がん検診を受けそびれ、末期がんで発見される人は、立派だと思う。

ルイさんにとっての父、ということを考えた。一九七六年八月二六日、大杉栄の死因鑑定書が公開される。絞圧、窒息などの暴行後の絞殺。ルイさんは、読みながら自分の骨が音を立てて砕かれるのを感じ、自分の体を両手で抱きすくめた。父と母（伊藤野枝）を今までになく近いものに感じた。そして声に出して呟いた。——わたしはパパの子よ（松下竜一『ルイズ——父に貰いし名は』講談社、一九八二年から）。

メイさんとルイさんの顔が浮かんだ。

家族の定義

もう一度改めて、「家族は親しい他人」。これは鶴見俊輔さんの家族の定義。臨床で働いていると、この定義の持つ普遍性に気付かされる。臨床はこの定義に支えられ、救われている。親と子に限っても、この定義は生きる。

〈鬼手〉と〈仏心〉

立春のころ

立春だ。二十四節気の言葉はどれも味がある。先人は偉いなあ。中でも「立」が付く「立春」「立夏」「立秋」「立冬」は、四季をくっきりと先取りして示してくれて好きだ。予期して心引き締めたり、予期して心安らいだりする。四季の国を生きる民として、先人たちの念入りの工夫には、拍手と脱帽だ。

立春の前日の「鬼は外、福は内！」も好きだ。昔は家々でその声が聞こえてきた。福は笑《え》むが鬼にとっては災難の日ではないか、と案じる。ところで「鬼」って何だろう、と思ってみた。誰が考えついたのだろう。きっと鬼の起源は古い。想像だが、動物の他に災害や事故の後の人、先天性の奇形、不治の病いの病人、老いた人、異国の人などを見て、自分たちとは似て非なる存在があると人々は知っていたから、鬼を継承していったのではないか。日本書紀によると、西暦七〇〇年前後、鬼は既に登場している。

鬼について考察してみる。人々は鬼を悪と考え、外へ放りたいようだ。いや、そうとも言い切れないか。「鬼ごっこ」。鬼は子どもの遊びの定番だ。「鬼ヶ島」の話もある。「鬼の霍乱ですか？」とは、元気バリバリの上司が風邪引いたりすると、ひやかしに部下が鬼を使う。赤鬼、青鬼と色さえつける。日本人は鬼を悪とはせず、時に友として迎えてきた。帰宅と同時に「鬼は外！」と豆を放られたのは、見捨てられたのではなく、鬼に拾われたのだろう。鬼に感謝。はてと考えてみる。ぼくの心の内に鬼はいる、福も多分いる。両者は誰の中にも、同居している。鬼福一体説。誰もがそう思って、「鬼は外、福は内！」を連発するのだろう。

キシュブッシン

鬼と言えば随分と前のことだが、思い出す患者さんがある。総合病院の勤務医のころの土曜日の午後、その病院の古い救急室に電話が入った。「宙を摑むような仕草で、ゼイゼイいう八〇歳の男性、救急車で送ります」。一時間後に患者さんは、運び込まれた。息が早い、脈も。血圧は高い。足に浮腫、喘鳴もある。振戦（ふるえ）がある。「虫が、虫が」と手が宙に延びる。「おとといからおしっこ、出とりませんで」と奥さん。レントゲン写真や採血結果が揃ってきた。腎機能を示す尿素窒素やクレアチニン値が著しい異常値を示し、肺は白い。いわゆる尿毒症による肺水腫。緊急の血液透析を始めた。一時間後、喘鳴が弱くなった。二時間後、手の振戦が弱くなった。三時間後、血圧は正常に戻り、「虫が、虫が」もおさまり、患者さん、眠り始めた。三日間続けて透析し、足のむくみは消え、肺水腫も改善した。振戦も消えた。ただ、尿は出なかった。

「昔は大型客船のボーイでした。太平洋に大西洋、インド洋。世界の七つの海で働きました。料理はフランス料理に中華料理、和食にインド料理、何でもありました。コックも何人もいて、毎日、大御馳走」と、明るく話せるようになった。血液検査も正常化した。なのに尿は、一滴も出なかった。このまま無尿が続けば、生涯の透析を覚悟せねばならない。ぼくも悩んだ。入院して五日が経った時だった。廊下を歩いていると、「先生!」と、看護師が病室から飛び出してきた。「おしっこ、出ました」と叫んだ。手に持った尿瓶に、黒く濁った尿がちょびっと入っていた。「出たかっ」と思った。宝物に見えた。翌日は一〇〇ml、その翌日は三〇〇ml。尿は日毎に増えた。病棟の廊下も、歩行器なしで歩けた。患者さんは喜び、ぼくも負けずに嬉しかった。その患者さんが、面会ロビーで言った。「先生はキシュブッシンですなあ」。聞き取れなかった。「k・i・s・sって?」くらいだった。

「鬼の手に、仏の心って書くんですよ」。意味はすぐに分かった。「違いますよ、そんな立派なものじゃない」と、照れて手を横に振った。言葉は心に残った。語呂も独特だったし、目にも納まりのいい四字熟語だった。初めて知る「鬼手仏心」。

鬼の手

鬼手、の手という字を眺めた。医療の場で想像しやすいのは、外科医の手だろうか。手に持つのはメス、ハサミ、ドリル、ノコギリ。時に命を奪うその手が、命を救う。医療は、安全な場であることを求められるが、危険を避けることが出来ない場でもある。そこを切り拓いていくのに、技術が鬼の手に託される。

穿った考えが浮かんだ。思考が混乱。例えばテロ集団の「イスラム国」だ。鬼の手には銃、心にはアラーの神の教え。自分たちに従わないなら、女であれ子であれ銃を撃つ。世界の国々で起こるもう一つの「鬼手仏心」。善良な四字熟語とは言えない現実が浮かんでくる。

仏って何だろう。世界の各種の神、に変えることが可能だろう。その教え、掟とすることも可能だろう。仏は、都合のいいものに置き換えられる。世界中の「鬼手仏心」の支店の周りには、真反対の情景が煮えたぎる。

もう一度、医療の現場の手、に戻ろう。切る手、刺す手、縫う手、さする手、拭く手、洗う手、揉む手、触る手、握手する手。手がするキュアやケアの世界は、臨床でかなりの広がりを持つ。鬼の手がこれだけのことをしているのを後ろから見ると、鬼の顔はもう仏に変化しているに違いない。鬼福一体説は、鬼仏一体説に通じよう。遊び心で、四字熟語の鬼と仏を自在に変えてみた。「仏手鬼心」。これは恐そうだ。思い切って「仏手仏心」。全てに悪がなく、憧れてはみるが嘘に近い。「鬼手鬼心」。これこそ鬼、と定義できそう。やはり「鬼手仏心」が深みある世界を提案している。鬼にも仏にも共通点がある、と思いついた。両方とも、人間には見えない、人間が見ることができない、ということ。違うだろうか。

鬼の問い

子どものころ、「悪事をすると、鬼に食われるぞ」と脅された。人間は食う側だけでなく、食われる側にもなりうる、とその台詞は警告する。そのことのために、鬼は作られたのかも知れないとさえ思う。また話が飛ぶが、インドの説話に人を食う鬼が登場する。又聞きだが心に残っている。こんな話。

一人の男がお堂の柱の陰で雨宿りをしていた。そこに死んだ人間を引きずって、鬼がお堂にやってくる。遅れてもう一匹の鬼。「この人間は俺が先に見つけたから、俺が食う」。遅れてきた鬼が「俺が先に見つけた」と言い争いになる。鬼は柱に隠れていた男を見つけて言う。「ここにもう一匹、人間がいる。こいつに判定してもらおう」と言うことになった。指名された男は恐る恐る答える。「A鬼さんが先に捕まえられました」「何、貴様！」。B鬼は怒り、その男の右腕を引きちぎった。「可哀想に」とA鬼は死体の男の右腕をもいで男にくっつけた。B鬼は左腕も右足も左足も引きちぎる。A鬼は「可哀想に」と、死体の左腕、右足、左足を次々もいで男にくっつける。全ての体の部分が入れ替わる。二匹の鬼は「あっちで人間を食おう」と消える。残った男は考える。「私は誰だろう。前の私か、死体の男か」。人を食う鬼は、「私って何なのか」という大きな問いを脇道に残していく。

大工の手

外来にヒーヒー喘鳴立ててやってくる大工さんがいる。職人気質の名大工。大きな体なのに小さな家に住んでいる。ぼくらのセミナーハウス〈こぶし館〉も、診療所の病室の備え付けのぶ厚い一枚板や、診察室や瞑想室の床板もこの大工さんが精魂込めて作ってくれた。「こんな鬼みたいな柄しとって、齢取ると手も足も動かん。情けないわ」とこぼす。世話になった大工に恩返しせねばならじと、大工のぶ厚い鬼の手を、じぃっと眺める。

鬼と仏と人間って結局、沖縄料理のチャンプルーか、とまた思考混乱す。混乱ついでに、「人は外、人は内」と呟く。鬼も福も、出番を失って、キョトンとするだろうか。

〈素手〉と〈手袋〉

インフルエンザ

電話が掛かる。郊外の湖山池のそばにあるデイサーヴィスセンターから。三九度に熱発した八三歳の男性を診察して欲しい、と。老人は三〇分後に、施設の職員に車で運び込まれた。検査をするとインフルエンザ。老人の家に電話すると、妻も長男夫婦も孫も全員インフルエンザで、全滅。老人の世話をする者がいない、と帰宅を拒まれた。施設の職員に目をやると、「利用者様に迷惑がかかっては」と手を横に振る。ぼくの診療所に入院、と決めた。

四日後に退院。すると別の施設から同じような電話が掛かった。施設にはおけない、という理由だった。入れ替わり立ち替わり、合計四人が送り込まれ、無事に治り、インフルエンザはどうやら終息していった。この時代である。施設内に広がることはなるべく避けたい、職員の健康管理も大切だ、と考えるのはぼくもいっしょ。手洗い、うがいにマスク、それに、病室の時々の換気を、と通達した。おかしなもので、冬の普通の感冒のウイルスの方が長くいて、ぼくも職員もそっちには罹患していたが、それは大きな問題にはならずに済んでいた。

日本人は今、感染症にとても敏感になっている。理由の一つは、死に至る感染症の存在だろう。エボラ出血熱。ギニア、リベリア、シエラレオネの死者は九千人を越える。医療従事者は、肌が一切出ないように、ガウン、エプロン、首回りを隠すサージカルフード、フルフェイスシールド、防塵マスク、二重手袋、足カバーをはくことが推められている。その映像が脳裏に刻まれる。放射能汚染の現場で働く人たちも、類似の姿だ。目に見えない物で、外から身体の内に侵入すれば生命が危機にさらされると予感される時、人間の防備服は宇宙服のようになる。違う場面だが、食品加工工場で働く人たちも似ている。外から入る異物の有無は、食品会社の生命にかかわる。

エボラ、放射能、食品の現場従事者が身にまとう共通のものを一つあげるなら手袋だろう。エイズの治療薬が未開発のころのエイズ患者さんへの対応がエボラ出血熱の対応へ受け継がれた、と思われるのだが、ひときわエイズ感染防御のため、ゴーグルを装着していたのが印象的だった。手袋は、勿論のことだった。

そのころのことだからもう三〇年以上も前、アメリカの看護界の代表の一人であったバージニア・ヘンダーソンの言った言葉が深く心に残った。「昔は、私たち看護婦、何でも素手でやったわね」。

エンゼルケア

私たちの仕事の一つは死へのケア。死にどう向き合っていくか。そこには身体、精神、家族、経済、魂、社会性、などなどありとあらゆる問題が、折り重なるようにある。死がやってきたあとにも、グリーフ(死別後の悲嘆)ケアのこともあるが、死の直後にするエンゼルケア(いわゆる死化粧)のこともある。

鳥取で開かれた緩和ケア研究会でのこと。発表の中で、エンゼルケアをしている場面のスライドが紹介された。看護師がビニール手袋をしたままで、亡くなった患者さんの顔を拭き、化粧をしていた。ぼくは「そこは素手でしてあげるのがいいと思う」と意見を述べた。後でその発表者から電話が掛かった。「病院内の意見は半々で、素手でやっているナース、手袋のナース、それぞれに意見がありました」。亡くなった人に対しても手袋か、と思った。勿論ぼくの診療所では、ナースたちは素手でする。使用する紅の色も、自分の手に何色かの色を塗って混ぜていく。微妙な肌ざわりを飛ばして、エンゼルケアってできるんだろうか、と思った。

こんなことも思い出す。真夜中に、外来で診ていた九五歳の女性の容態が変化して、往診を依頼されたことがあった。田舎で、田植えが終わったころの真暗な闇の中で、田んぼのカエルが威勢よく鳴いていた。静かに亡くなっておられ、お別れの水を皆でして、「清拭もしてあげよう」とぼくが言うと、「それは送り人（葬儀屋さん）の仕事じゃないの？」と娘さんが言った。「皆でするのが一番」とぼくは熱いお湯と、タオル五枚くらい用意してもらった。身内や気心の知れた近所の人が代わる代わる、素手に熱いタオル持って、言葉をかけながら拭いた。「かあちゃん、ようやせて、今ぬくいタオルで拭いたるよ」、「あんたも、そっちの手、拭いたって」、「顔と耳の後ろも拭かせてもらうね」、代わる代わる声を掛け、皆が清拭をしていった。

じか

農村部の公民館で「やっぱり家がいい」という題で講演をしたことがある。家が捨てたものとして、出産、育児、教育、農耕、食事、排泄物処理、病気治療、老い、死、葬式と挙げていった。皆が頷いた。農村部だからこそ腑に落ちたのだろう。捨てたものに共通するのは「手触り」だろうか。私たちは近代化の中で手触りを捨ててきたのではないか、と言った。その時、さきほどの清拭の場面を思い出し、「じかに死に触れることを避けるようになった。じかという言葉から遠のき、外に、他人に、施設にとまかせ、全てをプラスチック製の窓越しに見ることに慣れてきたのではないだろうか」と言ってみた。「昔はきっと、みんなじかだった」とも言った。聴衆は頷き、隣同士で話し合う声が聞こえた。「じかって、どんな字だ。こうか?」「そりゃあ地下だろう」「自家か?」「いや時下」「いや時価か」「そりゃあ寿司屋だ」。「直かあ」。

携帯電話にスマホ、メールにネットの社会だ。じかに会って、じかに話して、じかに声を聞き、表情を見合い、じかに手を取り合うことが少ない時代。捨てはしたが、家にはじかが隠れている。大袈裟に言うと、家はじかの宝庫。死が近づいた時、もし可能なら、家を選択するのも一つの方法。じかに出会える。演出家の竹内敏晴さんの本の中に、「「じか」の思想」という文章があったな、と思い出しながら、つい、話に力がこもった。

素っ裸

「在宅で看取る」というシンポジウムが横浜であった時、早期退職をして、認知症の母を家で看取った、という六〇歳くらいの男性の、落ち着いた経験談が心に残っている。

——あれこれと介護の社会資源の世話になりながら、最後は家で過ごした。排泄の始末も、慣れないころは手袋をはめていたが、素手で上手にできるようになった。入浴が難しかった。腕まくりして、立たせたり、座らせたり、石けんで体を洗ったり、シャンプーしたり、浴槽に入れたり、上げたり、大変だった。溺れそうになったり、母も不安顔だった。男性は淡々と話した。あることをしたら、入浴はとてもスムーズになり、お母さんも安心した顔でお風呂を楽しむようになったと言った。その言葉も深く残った。「ぼくも裸になって入ったんです。素っ裸で」。——

助産師の手

いろんな場面を思い浮かべている時、お産の時ってどうなのだろうと思った。赤ちゃんを抱くお母さんは手袋はしていない。赤ちゃんの顔を触るお母さんは、勿論、素手だ。出産の時ははてどうか。昔は素手、に違いない。写真家ユージン・スミスの一九五一年の

「助産婦」というシリーズをめくってみると、赤ちゃんを取り上げる助産婦の手は素手だった。知人の産婦人科医に聞いてみた。

「医者も助産師も、手袋はめてますよ。赤ん坊にＭＲＳＡ（薬剤耐性黄色ブドウ球菌）をうつしたらいけませんから。相当以前からです。このごろはゴーグルをつける施設も増えて。血液が目に入って、医療者が感染してもいけませんしね」。

いのちをじかに感じることは、生誕の時から死の時まで、随分と遠くなっていたのだ。地球がゆっくりと公転する図が浮かんだ。

〈流行〉と〈不易〉

大工の呟き

「変わるもの、変わらないもの」。どの分野でも問われる。時の流れとともに社会は進歩し、変化し、人々は豊かで幸せになるか？　きっとそんなことはない。時の流れの中で貧しく、不幸にさえなる。

「変わった、時代が変わった」と嘆くのは前出の大工。図面も自分で引き、材木屋で必要な柱や桁や床板などを采配し、材木屋の一隅を借りて、木を切り、刻み、削ってきた老齢の大工。今、仕事はない。欅や栗、檜に杉に朴。木の硬さ、肌ざわり、木の匂い、その全てを知り、木を愛し、木組みで作る空間の荘厳さ、そして恐ろしさを知る匠なのに、新築の注文は他へ流れる。工期が短く、利便性が良く、外観が一見美しい、○○ハウスや△△ホームへ。「太刀打ちできん」、と傷だらけのぶ厚い手を眺め、呟く。

どの現場も変わる。はやり、そしてすたれる。時は流れていく。変わらぬものってあるんだろうか。世の中はネット社会に。ほとんどの人が携帯電話やスマホを持つ。変わらぬものを見つけたり、変わらぬものに気付くのは難しい時代だ。

流行歌

大晦日の紅白歌合戦、見るわけでもなく見る。知ってる歌がほとんどない。変わった、と思う。流行する歌は変わる。中学生のころに流行した歌は、一九六一年、坂本九の「上を向いて歩こう」だった。一九六三年の「こんにちは赤ちゃん」(梓みちよ)、一九六六年の「バラが咲いた」(マイク真木)。どの歌も心に残る。大学生になってからは、一九七〇年の「知床旅情」(加藤登紀子)、一九七二年「学生街の喫茶店」(ガロ)、一九七五年「シクラメンのかほり」(布施明)、一九七七年「勝手にしやがれ」(沢田研二)、あたりまでは記憶にあるが、以後、流行する歌を知らなくなる。二〇一〇年「Beginner」のAKB48が歌い続ける次から次の曲、「フライングゲット」「さよならクロール」「ラブラドール・レトリバー」。どの曲も知らない。

流行に遅れるなとは言うが、時の流れと隔たり、流行する歌について行けない。はやり歌も変わっていく。

貫頭衣

看護師さんたちの使う単語が分からないことがある。入院患者さんの衣類について語っている時である。「新入院の患者さん、キャミソールとタンクトップとレギンスを脱いでパジャマに着替えられました」。パジャマしか分からなかった。キャミソールって腰あたりまでのシュミーズのことらしい。今後のことを考え、女性の身を包む衣類について列記してもらった。「ショーツ」「ブラジャー」「ペチコート」「ペチキュロット」「ガードル」「スリップ」「ボトム」「インナー」「チュニック」「プルオーバー」「トレーナー」「パーカー」「ブルゾン」「セーター」「Tシャツ」「ブラウス」「シャツ(カッター)」「カーディガン」「アンサンブル」「パンツ」「ベスト」「スパッツ」「スカート」「マキシスカート」「スカーフ」「ショール」「ストール」「スヌード」。順不同でまだまだあったのにびっくり。分かるのは数点だけ。布に丸い穴あけて、紐でくくる古い時代の貫頭衣でこと済まないのかなあ。

ふと、イスラム過激派のテロ集団が囚われ人に着せた橙色の貫頭衣が浮かんだ。それ以上想像することを止めた。平和な服ってなんだろう。

色めく

いち早く流行に乗れ——と若者は思う。若者の心をとらえ、流行を作る人たちもいる。その年の流行の色を決める委員会さえあるそうだ。ウィメンズには、ブルー系としてスキューバブルーを、ピンク系でストロベリーアイス、グリーン系でルシードグリーンなど計六色を。メンズにはベージュ系でサンドストーン、グレー系でチタニウム、パープル系でラベンダーハーブなど計六色を、といったようなことのようだ。色見本も付いてる。色を見るとやはり色めき、流行の色が閉ざされると、色褪せる。流行って追われて生まれる現象かと思ったが、仕組まれて生まれる現象でもある。誰もがちょっと変わった色に興味がある。ちょっとでもいい、変わった色に似合う自分に出会いたい。生きてることと変わることを連動させて、人は生きる。

一九六〇年代ミニスカートが流行、そのころフラフープが流行。そして衰退。流行って、消えることだと知ったが、であっても、川を上り切ったサケがピンクに色めき終わるように、瞬時でも変わる自分を人は意図的かつ無意識に求める。

ホスピスの流行

医療の場に立って、流行を考えてみた。麻疹に風疹にインフルエンザにノロウイルスなどの流行性疾患がまず浮かんだ。潜伏期間が短く、次々にうつっていく感染症。流行という言葉の元祖は、臨床にあったのか、とさえ思った。定義「消える」も備えている。もてはやされる服装のファッションと感染症が、流行という言葉の球の上で、それぞれ対極に位置している。

ファッションの意味の流行、医療では何だろう。薬がある。有効性が不確かなまま流行して使用された抗がん剤や免疫賦活剤、いろいろあった。発売して年月がたつと薬価が落とされ、経営的な理由から薬の流行委員会を設立し、類似品の新薬を作って流行をねらっている、と見受けられる薬もある。

内視鏡類も日進月歩、着実な進歩を遂げている。CTもMRIもPETも臨床を変えた。一時だけの流行ではない。手術手技も腹腔鏡下手術に胸腔鏡下手術、そしてロボット手術も各地で広がっている。STAP細胞は消えたが、iPS細胞はしばらく流行し、臨床に変化をもたらしそうだ。

他はどうか。がん性疼痛に対する、モルヒネ系の薬の広がりもある。一時のブームで終わらず、定着してきたものも多い。変わるということの大切さがそこにはある。緩和ケアはどうだろう。ブームや流行という言葉は似合わないが、重要性を認識する人たちの力で、広がっていったと言えよう。ホスピス病棟（緩和ケア病棟）はどうか。一九九〇年には二ヵ所だったのが、二〇一五年には三〇〇ヵ所以上に急増している。ちょっとした流行、と映る。今年の流行色はウッドバイン（グリーン系）、みたいな気配を覚える。

不易流行

変わらないものは何だろう。解剖図を思い浮かべる。いや自分の体でいい。頭一つ目二つ手足二本ずつ、指それぞれに五本ずつ。それに五臓六腑、これらは太古の昔から変わらない。食べること、消化すること、排泄すること、変わらない。眠ること、歩くこと、着ること、歌うこと、見ること、抱くこと、抱き合うこと、変わらない。怒ること、競うこと、争うこと、仲直りすること、笑うこと、いとしむことなど心の波動、変わらない。さすり、聞き、水を汲み、果汁をしぼり、体を拭き、手を握り、そばにいる。涙を流し、自分でない他人に尽くすこと、このことも変わらない。

大切なことの多くは、太古からあったもの。流行以前のもので、流行後にも消えぬもの。

不変と言わず不易と呼んでみよう。「易」はトカゲの皮膚が風を受け、色を変化させるという意味らしい。自然の中に息づく字。「不易」は、コロコロと変化せず、じっと息づくの意。例の大工が言う。「もう終わった。迎えを待つしかない」。不易には頭が下がる。

人間に限らないのだろう、あらゆるいのちは知っている。新しい色や匂い、音や光や心との出会いを求めて、いのちは旅することを。同時に何か大きな変わらぬもので、いのちは支えられていることを。いのちは流行と不易の両方を秘め持つ。いのちは生まれいのちは死す、そのどちらとも大切な不易、その堂々とした不易の真理をいのち自身が知っている。

〈満ちる〉と〈欠ける〉

「正義」ってなんだろう。あるんだろうか。「声高に正義を振りかざす人を、ぼくは信じない」と、友人は言う。「正義ははた迷惑」と、別の知人。「疑え、今ある全てを疑え」と、高校時代の新聞部の顧問の先生は、がんで亡くなる前、言った。

空を見てみる。人間が考えることは頻繁に迷路に陥るが、答えは、すでに植物や動物、木やイソギンチャク、そして空に示されている、とも思える。

空には動かざる恒星がある。太陽もその一つ。恒星の周りをまわる惑星がある。地球や、金星や木星や土星たち。それよりももっと遠くにも、新しい惑星があるらしい。そして、惑星の周りをまわる衛星がある。地球だと、月。そこで考える。正義って恒星のようなことなんか、それとも惑星、それとも月のようなことなんか。臨床という、日々刻々変動していく場所で働いていると、肌身に合うのは、満ち欠けして、一つだけの正しい姿を持たない、見せない月、のような気もする。

二日月

19号室に入院しているのは、おとなしい、背の高い五五歳の男性。がんが肝臓に転移してやせているのに、おなかだけが大きい。「食べました、おいしかったです」と笑う。黄疸が出現しないのが救い。胸水と腹水が溜まっていないのも救い。奥さんは四年前、がんで亡くなった。体のこと、家族のことを考えても、笑える状況ではないと思うのに、やさしい笑顔。

「家、いま建築中です。一二月中に完成予定でしたのに」。自分も息子夫婦と住む予定だった。叶わぬ夢となった。「見たいような、見たくないような」と心情を吐露。家は遅れて完成。「帰って見て来てー」と病棟スタッフはエールを送る。「帰ろう」と息子さん。男性、しぶしぶ、引っ張られるようにして帰っていった。五時間後の夕暮れ、男性は19号室に戻ってきた。「いやあ、いい家でした。万、万歳です」と手を合わせた。西の空にうっすい月。その後は、ベッドに寝たきり。明くる日も、その明くる日も、寝たきり。

五日月

月、暫く雲の中。姿見えず。夜、肺がんの七五歳の男性宅に呼ばれた。その時が来たようだ。予想以上に早く。

男性に出会うきっかけは公民館。「やっぱり家がいい」と題して、田んぼの中の公民館で話をした時だった。若い男性が控室に「肺がん末期の父を、家で看取りたい」と言ってきた。

恰幅のよいその患者さんの面倒を見たのは、白の割烹着の小柄の奥さん。嘔吐に下肢の痛み、便秘に浮腫。問題は次々に生まれた。訪問看護師が奥さんと一緒に格闘。病状は急速に進行し、血圧も下がり始めた。呼ばれたその日のお昼、昇圧剤を使用した。「死はいつでも起こりうる」と家族に説明した。その夜の出来事。落胆する奥さんがご主人の手を握っていた。遅れて、息子さんが部屋に入ってきた。両腕に抱えた地酒の一升瓶。「お別れの水、買ってきました」。

湯灌のあと何を着せようか、ということになった。「何にしましょう」と割烹着の奥さん。「ジャイアンツのジャンパー」と息子さん。そんなメーカーあるんだ、と思いながら、ジャンパーの下にシャツが要ると言うと、「シャツも、ズボンも帽子もある」と答えた。大の読売ジャイアンツファンだった。黒のユニフォームを着せることになった。着せたのは、大の広島カープファンの看護師。

彼女にあとをまかせ、在宅酸素濃縮器、吸引器、点滴台、尿バッグに持続皮下注射の器械を抱えて、家族に一礼して外に出ると、海からの寒い風。西の空の、雲のあいまに五日月。すぐに隠れた。

七日月

年の瀬、老人を抱えた家族は、施設にショートステイを依頼する。正月を健康な家族で祝い、楽しみたい。「すまないけど一週間、入所してくれ」と、外来通院する九六歳の芳野さんの長男、ポツリ。

多くの病院や医院が正月休みに入る。夜中の一二時、携帯電話が鳴る。正月も休日も夜中も、どれも人間が生きる時間。老人施設に入所中の芳野さん、痰がゴロゴロ言って吸引ができない、と当直の介護士から電話。直行して、吸引チューブを気管に入れて痰を取ると、少し楽になったが、顔色は悪い。朝までに、また事件は起こる。当直医も当直看護師もおらず、介護士さんだけで見るのだから不安だろう。ぼくの診療所か、近くの総合病院への入院がいい。真夜中、息子さんに電話を掛けた。「おふくろのこと、いろいろあったけど今は、正直あきらめてます。先生におまかせします」。救急車の手配をした。安堵感の介護士さんたち。救急車、到着。ぼくの車に芳野さんの荷物積み込み、先に診療所に向かった。後ろを救急車がついてきた。フロントガラスの向こうに、沈みそうな上弦の七日月。

十日月

診療所の図書室に、途方に暮れた家族が見えた。六六歳の、胃がんが全身に転移した女性についての相談だった。治療はもうないか、ここに転院してきてもいいか、ここに来たら点滴なんかしてもらえないのか、などと聞かれた。本人は、家に帰ることを希望している、と。「わしゃ、ひとりではようみんぞ」とざっくばらんな感じのご主人。「できるだけのことを母にしてあげたい」と涙ぐむ娘さん。「母も自分の病状は知ってると思う。痛まず苦しまずに」と息子さん。

病気に勢いがあり、DIC(汎血管内凝固症候群)を生じ、著しい貧血となった。何回か輸血をするも及ばず、意識状態は落ちていった。親族が結集して行方を見守る。生も思うようには続かないし、死も思うようにはやってこない。「わしより若い女房を見送る、想定外でした」と憔悴したご主人。夜の八時、「五歳の娘が三八度です、診て下さい」と、意識を失う患者さんの横で娘さん。テストをするとインフルエンザではなかった。「よかった、そばにいてあげられるよ、お母さん」。「明日、出張です。夜の九時には帰ってきます。行ってもいいですか、やめた方がいいですか」と息子さん。「姉は全てを分かってくれました。姉がいたから、生きてこれた」と妹さん。死を前に、皆が自分の言葉を放った。夕方まで雨降りだったのに雨は止み、診療所の屋上に上がると、天空に十日月がポッカリ。

十三日月

五六歳の塾の先生だ。公立病院で肺がんのⅣ期と診断された。理知的な顔立ち。手術も抗がん剤治療も、放射線治療にも「NO」だった。希望したのは鍼灸治療と漢方薬。ステロイドにもモルヒネ剤にも「NO」だった。縦隔への転移が進み、反回神経を圧迫、嗄声となった。「授業にならないです。塾は女房にまかせ、入院します」。奥さんと二人で塾をやっていた。「早く、逝かせて下さい」。

入院すると、中学、高校時代の同級生が、次から次に見舞いに来た。人気があったんだ。皆が握手し合った。県外に在住の一人息子も、就活を中断し父の元に帰ってきた。男性は声が出にくく、言いたいことをメモ用紙に綴った。「努力だ。努力したら、何人も抜ける。NOW OR NEVER」と書いた。息子は、「父の早く逝きたい気持ちも尊重したいが、反面、まだ生きていて欲しい」と。

生き生き語る日、メモ用紙に綴る日、打ち倒れたように寝込む日、が混じる。立春が過ぎ、雨水《うすい》が過ぎ、冬の日に春の日が重なる。メモ用紙にミミズ字が連なった。「そらが、みたい」。明るい春の日、皆でベッドを屋上に上げた。三日後に息を引き取られた。その日も明るい春の日。皆でお見送りをした。夕方、仕事を終え、家に帰ろうとすると、診療所の前の、くねくね道の上の東の空に、十三日月がぽわーんと浮かんでいた。

十五日月

春の満月というと、奈良や京都が思い浮かぶ。菜の花畑やレンゲ畑も浮かぶ。小学生のころの音楽室の影響か。音楽室には、満月の響きがあった。もちろん、正しい月なんてないが、満月を見ると心落ち着く。

八五歳の女性の患者さん宅へ呼ばれた。「家に帰りたい」とご本人が望んで自宅療養となった。胃がんで手術を受け、抗がん剤を内服した。息子さんも母を家に連れて帰ってやりたかった。お嫁さんも決心した。人生の最後、義母の願いを叶えてあげよう、介護を引き受けてあげよう。家へ、という点で気持ちは一致した。「点滴はどうしましょう」と問うと、二人に微妙な食い違いが生まれた。お嫁さんは「口から飲めるだけで」。息子さんは「小さい点滴、一本くらい、せめて」だった。点滴をした。二週間が経ち、最後の時が来た。皆が、お別れのお茶を、くちびるにつけた。看護師がきれいに死化粧をし家を出ると、納得したお嫁さんの顔と寂しげな息子さんの顔が、玄関先で一礼していた。家の前の桜並木にボンボリがほんわかと灯って、音楽室の「朧月夜」のように、東の空に、満月。

十八日月

市立病院の会議室。九二歳のがん末期女性の退院カンファランス。多勢の専門職の人たちがテーブルを囲む。それぞれの立場で、退院後の注意事項を述べる。キーパーソンの、面倒を見る孫娘が口を切る。「ええ、天寿と思ってます。こんな言い方はどうかと思いますが、何もせず、悔いなく死を迎えられたら、本望です」。一番、的を射ていた。でも、それが一番難しいと内心思ったが、その場では言わなかった。

治療行為は何もしないつもりで帰った家。でも全身浮腫は、利尿剤で減らした方が死は安らか。首の静脈から細いカテーテルを入れた。チビチビと尿がでつづけ、孫娘が一睡もできなくなった。膀胱留置カテーテルを入れた。著しい貧血。安らかな死のために、一回だけ輸血をさせてもらった。何もしないつもりなのに、死に向かう体の方が、することを求める。「いつまでもつんでしょう」と孫娘さんの顔に困惑が走る。家ならサラッと看取れる、というわけにもいかぬ。

それからは、ゆっくりと衰弱が進み、安堵が孫娘さんの顔に戻ってきた。「遠いのに、看護師さん、先生に何度も足を運んでもらいました。確執のあった祖母でしたが、この日を無事に迎えられ、悔い、ありません」。亡くなったのは午後二時。月はどこかへ行って留守。

二十日月

再び、市立病院の内科医から、別の九四歳の女性が紹介になった。重なる時は重なる。ねたきりとなって、通院が難しくなっての往診依頼。家は郊外の大きな農家。「いやすんません」と女性は布団から手を上げる。愛嬌がある。「もう齢です。最近は食べれんで。自然なことと思うのに、息子が食べんと治らんって、無理にでも食べさします」、と苦笑い。

そこまでして、生きて欲しいと息子さん（七三歳）が思ったのには理由があった。女性は二〇歳でその息子を産み、夫は直後に中国の戦地へ。そして戦死。「義母が二〇歳からずっと後家を通したことに、主人はすっごく感謝してました」とお嫁さん。

ある日、午前の往診で女性のいつもの笑顔を見て診療所に戻ったところで電話が入った。「呼吸が止まりました」。愛嬌のあるあの女性だった。まさか。すぐに郊外の農家へ駆けつけた。「大好きな卵焼き食べたんです。そのあと主人が食後の薬を飲ませて、それがなかなか嚥下できませんで。薬、のどに詰まらせたでしょうか」。生かそうと思ってしたことが死を呼ぶ、ということはある。

その日の夜中、呼ばれて診療所に行き、その帰り道、東の空にちょっととぼけた二十日月。ぼくの一番好きな月。

二十三日月

死の場所として、老人施設を選ぶ人が少しずつ増えている。八六歳のMじいさんも、娘さんの希望もあって、入所中の施設で、と娘さん。娘さんもその施設の、デイサーヴィスで働いている。時々、二階の父の部屋を訪れることができる。身体は、周りの人々の気持ちをはねのけることがある。肝硬変と肝がんがある身体。腹水を生じ、全身浮腫を生じ、高アンモニア血症を生じる。夜間せん妄も生じ、意思疎通が困難となる。施設の若い職員さんも健闘するが、せん妄の実力に屈してしまう。関わりが遠のく。せん妄は勢いを増す。失禁も勢いを増し、居室は汚れる。このままだと後悔の死となる。

娘さんは決心する。施設からぼくらの診療所への入院を。病室を整える。入浴してもらい、身なりを整える。髭も剃ると、三船敏郎に似ている。頻回に看護師が耳元で声を掛ける。自分は見放されてない、と思えるとせん妄は鎮まり、顔に穏やかさが戻る。娘さん一家にも。入院して四日目の朝の一〇時、永眠。

久しぶりの春の青空。西の空に雲と見違う月の姿。

二十五日月

ほんとは家がいい、と思う人が老人施設には何人もいる。県外在住の子たちが、心配で施設を手配する。在宅の抵抗勢力は家族と言われる故。Tさんは八七歳の上品なご婦人。ご主人は二年前、市内のわが家で永眠された。元満州開拓団員、貧しいアジアの国々への海外協力隊員だった。水彩画を描かれ、モデルはTさん。落ち着いた古民家だった。

軽症者の老人施設にその女性は二ヵ月前に入所。往診すると居室にピアノがあった。指一本でメイスンの讃美歌を弾いてみた。歌詞は「のざわのこおりとけそめて、うらわかくさやもえぬらん……」。Tさんは同じく一本指で、諧調を下げて弾き始めた。老人施設の居室にさわやかな曲が流れた。「あの家が似合ってるよ」とぼく。「そう。でもこの足でしょ、夜中にころんでも助け呼べないし」。

家は町の里山のふもと。満月に出会えるのも、夜の一一時。朝の西の空の月の方が見えやすい。「でもほんとは、帰りたいですね、思い出の家ですもん」。

一日月

五二歳の女性だ。子宮頸がん。痛みがあって内服のオピオイド服用。入院拒否。一一階の単身者用の息子のマンションにもぐり込んだ。首のリンパ節に大きな転移。臀部の皮膚にも浸潤、自壊。ガーゼにアズノール軟膏。

一歩、一歩のきわどい歩行。にもかかわらず、近くのスーパーに息子の夕食を作るために買出しにいく。クッキーも焼く。パートの市役所職員の仕事を辞め、しばらくすると、介護士さんに付き添ってもらってハローワークに行く。がんの全身転移。チーズ一口、チヨコレート一口しか食べないのに、不思議な体力。化粧をした妖精みたい。息子を連れて遠い温泉に行き、スーパーのくじに当たったたと、京都日帰りバスツアーにも参加する。離婚していて、看護師さんは「息子さんが恋人みたい」、と言う。妖精さんは「セデーション（鎮静）」という言葉を知っていた。死についての本もよく読んでいた。苦しくないように眠っていくセデーションを始めて欲しいと言った。

「桜を見てからにしましょうか」「え、桜ですか。好きな花です。そうしましょうか」。桜は、今年は早く終わった。「誕生日までがんばりましょうか」。息子さんの誕生日、四月一一日。「それまで、がんばって生きます」。誕生日、済んだ。「先生、そろそろ」。「新緑、待てませんか。今年は早く、きれいと思う」。「私、新緑、好きです。迷うけど、生きます」。新緑が里山と町を包んだ。病状は進む。ほとんど食べられない。「痛いんです。もう限界です。死なせて下さい。本気ですよ」。

人は重要な場面では反対言葉を口にする。反対言葉を口にしながら生きていき、反対言葉を口にしながらこの世を去っていく。夕方、西の空に糸のような一日月。

〈A〉と〈非A〉

〈A〉化する社会

現代の社会は忙しい。新幹線もスピードアップで忙しい。教育も医療も、看護や介護も忙しい。忙しいし、また、難しい。難しい局面が次々に出てくる。例えば、がんは患者・家族に説明しなさい。患者・家族は受容しなさい。手術か抗がん剤か放射線治療を受けましょう。緩和ケアは早目からしなさい。がんの末期になったら、ホスピスでの治療が望ましい。痛みはオピオイドを使ってコントロールせねばなりません。とても苦しい時はセデーション（鎮静）を倫理規定を踏んで実践しましょう。エンディングノートをつけましょう。忙しさのあまり、難しさのあまり、型を〈A〉と決め、〈A〉を乱発し押しつけてくる社会になった。「正解は〈A〉なの、〈A〉にしなさい」。そう言われると、それに従うしかないか、と迷える子羊は思う。〈A〉に追われて、子羊は放牧地から丸太の柵に囲われた飼育地へ戻される。〈A〉に拘束される管理社会。

非・不・否・反・抗

〈A〉ではなく〈非A〉。その〈非〉という字、その字の持つ世界が大切だと思う。〈非〉は、「そうではない」ということを表現している。同じ方向は向かない。元々、鳥の羽根の形に拠るらしい。左右の羽は一つにならず左は左の方向にあり、右は右の方向にあり交わらず。これが非の由来。

非は「さに非ず」の非ずのこと。肯定を避ける字。「不」や「否」も、肯定の反対を表わす字。「反」や「抗」もある。それぞれの字にはそれぞれの響きがある。「非力」「不幸」「否認」「反米」「抗日」。非・不・否・反・抗。似てはいるが、それぞれが持つ響きは違う。「不」はその下に登場する字の世界が無い、ということだろう。不良、不信、不正、不安、不和、不変、不治、不滅、不死。信用がなく、正義がなく、安心がなく、平和なく、変化なし、治癒なし、ということだろう。否はどうか。「否定」「否決」「否認」くらい。多くない。反は、認めないことから一歩出て、許さないという感情を持ち、行動化を漂わす。反省、反感、反則、反発、反逆、反日、反動、反乱。抗になると、行動化が前面となる、抗議、抗告、抗争、抗日。強い抵抗感を表わす。

もう一度改めて、「非」はどうかと考える。この字が持つあいまいさが、人や社会が生きていく上でも、物事を考えていく上でも、少しゆとりを持っていて、大切だと思う。〈非〉はゆーるい否定とも言えよう。

非A・非B肝炎

臨床での「非」ってなんだろう。

臨床で〈A〉という言葉に出会ったのは、研修医のころだった。肝機能検査値が異常に上昇し、軽い黄疸があり、井戸水か食べ物が原因で発生したA型肝炎の患者さんだった。その当時、既に分かっていた別のウイルスによる、B型肝炎という病気があった。血液を介したり母子感染で伝染する。そのころ、A型肝炎ウイルスもB型肝炎ウイルスも検出できない正体不明の肝炎に、多くの人が罹っていた。輸血や針を交換せずに打ち回したワクチン接種や入れ墨などをきっかけに肝炎となった。慢性化し、肝硬変や肝がんへと進んだ。犯人のウイルスが見つからないころ、その肝炎を「非A・非B肝炎」と呼んだ。その後、ウイルスは発見され、一九八八年、C型肝炎ウイルスと名付けられた。その当時に用いられた「非A、非B(ノンA、ノンBと呼ばれていた)」という用語は臨床での流行語。何かなのだが、これと決められない時、「非」を使うしかない。その後、「非A、非B、非C」という症例も登場した。今、肝炎ウイルスはG型まで発見されている。

非ピリン系解熱剤や非オピオイド系鎮痛剤や非定型抗精神病薬という〈非〉のついた薬の分類もある。非定型狭心症や非定型抗酸菌症という〈非〉のついた病名もある。免疫の領域だと「自己と非自己」が登場する。心理学や哲学にも通じていく、自他に深く繋がる〈非自己〉。臨床に〈非〉は欠かせない。方法としての〈非〉なしで、臨床という海は渡れない。

体の〈非A〉、心の〈非A〉

日本は戦後の貧しき時代を乗り越え、いつの間にか物が溢れる時代になった。各地に広がるスーパーにドラッグストアにコンビニ。一〇〇円ショップもある。こんなにあって誰が買う、と思うのに人々は物を買い消費していく。

貧しい時代、人々は食べる物がなく、やせていた。豊かな時代になって、多くの人たちは貧しい時代のやせからは解放された。にもかかわらず、拒食し、やせていく人たちが登場した。時の流れとともに、拒食だけではなく過食・嘔吐を常態とする人が増加した。

〈A〉を物質豊かな時代とする。その時代の影を生きる形として、摂食障害の人たちが

〈非A〉として存在している。炭鉱の異常ガス探知の役割をするカナリアのように。〈非A〉をそのように考えることはできまいか。

肥満していく体の傾向を〈A〉とすると、やせる体は〈非A〉。摂食障害は体の〈非A〉だけでなく、社会や学校や家族が要求する「こだわり」や「まじめさ」に悲鳴を上げる。社会が要求する「まじめさ」を〈A〉とするなら、心の〈非A〉としての〈非まじめ〉が、本人、家族、学校、社会に生まれれば、ありがたいのにと思う。不まじめではなく、〈非まじめ〉が。

非戦に非脳に非家族

〈A〉を核エネルギーの核とする。〈非A〉を日本は表明。核兵器を持たず、作らず、持ち込ませず。政治の流れで非核という態度だと揺らぐ可能性は生まれる。反にできない脆さが確かに〈非〉にはある。

戦争が〈A〉だとする。世界で〈A〉は日常。日本もそういう時があった。当然〈反A〉の動きが生まれる。逮捕される、拷問は必須、時に処刑。それで構わぬという強い意志を持てる人もあろう。多くの人には難しい。でも〈非A〉〈非戦〉なら心に置ける。非戦の方が広がりを持てる。〈非〉の力、〈非〉の本質に、広がり、がある。

非が付く言葉を思い浮かべる。非常口、非常識、非情、非行、非凡。非がつきにくいものの方が圧倒的に多い。固有名詞に非は付かない。動詞にも付かない。もちろん接続詞にも。

非心、非空、非星、非水、非音、非光、非宇宙、こんな言葉はない。無ならありうる。あれやこれやと考えながら、これからの自分の中で、また、これからの日本の社会で、大切と思われる非を付けた言葉について考えてみた。〈非脳〉。近代人、脳を信じ過ぎ、脳に頼り過ぎた。脳へ続く、脳以前の、手、手のひら、足、鼻、耳、舌、口、肛門、胃、スジ、歯、皮膚に戻ろう。もう一つ思いついた。〈非言葉〉。無言とは違う。言葉の意味するところを追い、従い過ぎた。そこから離れ、言葉自身の中と外にある音、匂い、気配、気遣い、肌理《きめ》、たましいのようなものを大切にしたい。もう一つ別の非を思った。〈非家族〉。高齢多死社会を過ごしていくには、家族が成長を遂げていくこと、そう考えることも一つだが、家族にだけ介護・看取りを依頼するには家族力は凋落、底値状態だ。もう一つの方策としては〈非家族〉の人たちの協力が欠かせない。どんな人たちが非家族になっていくかは、これからの超難しい課題。

〈A〉と、〈BからZ〉

もう一度臨床に戻ってみる。臨床は一つの海だから、どうしても海図が要るし、航海目的、方針、要項のようなものも要る。ガイドラインやマニュアルが欠かせない場。〈A〉を必要とする世界だ。

救急疾患では正しき作法を記したその〈A〉を貫くことが、医療者にも患者にも恩恵は大きい。がんでも、前半期なら手術や抗がん剤による治療という〈A〉の方法がいい。後半期や終末期になると、非治療という選択も出てくる。〈非A〉の世界だ。それを例えば緩和ケアと呼ぶ。そうすると〈非A〉だった緩和ケアが今度は新しい〈A〉になり、その中でマニュアルやガイドラインが作られる。〈非A〉は新しい〈A〉に転換する。苦痛を取り除き静かに着陸しようという作法を記した〈A〉が作られる。その時、「もう少し生きたい」「生きて欲しい」という感情が湧くことがある。〈非A〉だ。その気持ちに沿うと、作法に記されたのとは違う、別の道が生まれたりする。

現在、日本人が死を迎える場は九割近くが病院だ。これを〈A〉とする。〈非A〉としては家、老人施設、その他がある。〈A〉に強制されることなく、〈A〉の虜となることなく、

〈非A〉が広がっていくためにはどうすればいいか。日本はこの問題でも過渡期にある。臨床に限らないが〈A〉と決めると、そうとはならない出来事に会い、〈非A〉が生まれてくる。臨床も社会も〈非A〉の光が幾重にも射し込む場だろう。何かを発見し、何かを工夫し何かを育てる場。臨床はそれには絶好の場。

〈非〉は、世の中それだけではないぞ、ということを言っている字。〈A〉という世界に対して〈非A〉を置くということは、Aだけじゃなく、BCDEFGHIJKLMNOPQRSTUVWXYZたちがある、ということを言っているのだろう。〈不A〉や〈反A〉、〈否A〉、〈抗A〉、とは別の広がりを持つ。〈非A〉にはBからZまでの二五個が所属する。

その広がりを幻影として持ちながら、一つに決めず、臨床や社会を渡ること。〈A〉は〈非A〉に支えられ、〈非A〉は〈A〉に支えられ、〈非A〉が〈A〉に変わってしまうこと、そんなことも知りながら、〈非A〉の広がりを考える。ぼくらはその世界をどう捉え、工夫し、深めていけるのだろう。ちょっと理屈っぽかった。

〈故郷〉と〈異郷〉

さらば故郷

外来の診察室での会話。「長男のいる横浜に引っ越すことになりました」。八五歳の一人暮らしの端整な女性、ヨネさん。「同居ですか?」とぼく。「いいえ、老人施設です。息子が家の近くのサーヴィス付きの高齢者住宅、見つけてくれて」。「家賃は高い?」「やっぱり都会ですから、鳥取より少し高いんです」。女性はしばらくすると、通院しなくなった。

別の九五歳の女性が、入院中、診療所の病室で口ずさんでいた歌を思い出した。「園の小百合　撫子　垣根の千草　今日は汝《なれ》をながむる　最終《おわり》の日なり　おもえば涙　膝をひたす　さらば故郷　さらば故郷　さらば故郷　故郷さらば」(故郷を離るる歌・ドイツ民謡)。その人はずうっと、故郷の鳥取にいた旅館の元女将。若いころにうたった歌か、懐かしかったのだろう。その歌をうたいながら、その病室で息を引き取られた。さらば故郷の故郷は、この世、ということだったたか。

お国

ぼくは一九四八年の戦後生まれ。戦争は知らない。でも故郷と言うと戦争を思い浮かべる。小学生のころ、悪童たちと歌った。「ここはお国を何百里　離れて遠き満州の　赤い夕日に照らされて　友は野末の石の下」(「戦友」一九〇五年、真下飛泉・作詞、三善和気・作曲)。ふざけて兵隊さんのかっこうして、笑い転げながら「お国」や「満州」を大声で歌った。日本が戦争をしなくなって七〇年。それまではいろんな戦争をしてきた。日清戦争、日露戦争、満州事変、日中戦争、太平洋戦争。人々を一番強い力で〈故郷〉から〈異郷〉へと引き離すのは、戦争だ。

今、テレビでネットで、世界の戦争が見える。戦場で大地は崩壊する。空爆で、自爆テロで住宅街も崩壊し、泣き叫ぶ母や子が手や顔を血に染め、街を歩く。戦争は〈故郷〉も〈異郷〉も崩壊に導く。

故郷を深く、異郷も深く

異郷がトラック島で、そこで多くの殺戮死を目の前にした金子兜太は、「水脈《みお》の果て炎天の墓碑を置きて去る」と詠む。帰国し、生き直し、句作で生きることを決意した兜太は、戦場死を心の中心に置き、〈お国〉ではなく自分が産まれ育った秩父の故郷で暮らすことを選ぶ。「長寿の母うんこのようにわれを産みぬ」と詠む。郷里の土のことを「産土《うぶすな》」と名付け、その土は自分を産み育てるようだ、と語る。〈故郷〉を懐かしい土地と捉えるのではなく、さらに深く、人間や動物や植物など、いのちを産み育む場、と位置付ける。

異郷がニューブリテン島のラバウルだった漫画家の水木しげるが所属していたのは、鳥取連隊だった。「殴るんです。軍隊ではとにかく殴るんです。理由はないんです。痛いんですよ、殴られると」と語る。左手を戦場で失う。生きて日本に帰り、紙芝居や貸本漫画を描く。妖怪漫画「ゲゲゲの鬼太郎」が大ブームとなる。水木さん、殴り続けられ、片手を失って悲しいはずの異郷の南の島がなぜか大好き。食べ物も、ご自身が「土人」と呼ぶ島の人々の人柄、気候、全てが好きなようだ。〈第二の故郷〉と呼べそう。でも本に、「戦争体験から死んでもともと思っていた。「妖怪の世界」「楽園」などの空想の世界だけが、ぼくが本当に生きる世界なのだ」と書いている。異郷をさらに深め、異郷をもっと遠い所へ位置付ける。

移民

故郷を去り異郷で生きる、と口にしてみる。福島の原発事故で避難指示を受けてる人たちが浮かんだ。また、ふいっと「移民」、という言葉が浮かんだ。日本からもブラジル、ハワイ、ペルーなどへ移民として渡った人たちがある。「さらば故郷《ふるさと》、故郷《ふるさと》さらば」だ。欧米の国々は多くの移民を受け入れてきた。テロの多発で移民阻止の動きも生じているが、それらの国々は、国民の八％―一四％は移民たちで構成される。世界の移民数、約一億九千万人。汗をかき、低賃金の仕事を移民たちにまかせる狙いもある。日本が受け容れている移民は七二万人。人口の〇・六％。欧米とは大きな隔たりがある。高齢化社会を迎えて、介護用要員として東南アジアの人たちに移民を要請するのは勝手過ぎはしないだろうか。〈故郷〉に〈異郷〉を強いてはならない、だろう。

在宅と故郷

「戦場」や「移民」という言葉をみつめると、故郷がくっきり浮かんでくる。故郷に帰りたい、わが家に帰りたい、と人々は思う。平和な国内でも、病気に罹り入院を余儀なくされただけで、家に帰りたくなる。がんの終末期に「家で過ごしたい」、と希望する人は多い。闘いの場、とも言える病院から家に帰った人たちは言う。「懐かしい」「気兼ねない」「落ち着く」。まるで戦場からの帰還。子や孫の声、町の音、田んぼの蛙の鳴き声、庭の草花や木々たち。懐かしいわが家には、心を慰める自然の薬がいっぱい。

病院や施設は異郷、と思う。家は、故郷。死が近づいた時、家で過ごす人たちを支えようと、ぼくたちは「在宅ホスピス運動」を展開している。半世紀以上に渡って、病院化へと傾いた日本の社会システムは容易に変わるはずもないが、微かな変化は始まっている、と感じる。全国に散在している「在宅ホスピス運動」をしている人たちが共通して思っている、と断言はできないことだけど、ぼくは「在宅ホスピス運動」は、「異郷から故郷へ」の運動、と思っている。

ハンセン病療養所の在宅

そんなことを思っている時、ハンセン病療養所、長島愛生園に住む知人と電話でやりとりしていて、虚を衝かれたことがあった。「死ぬのは、やっぱり家がいいですよ」と七五歳の彼は言った。「家って?」と思わず尋ねた。日本のハンセン病への対応策は、終生強制隔離だったから、多くの患者さんたちは〈故郷〉から〈異郷〉の地であるハンセン病療養所へと収容された。一生。「家って、故郷の家?」と聞き返した。「違いますよ。それはとっくに諦めてます。園の病院に入院したり、不自由者センターや認知症センターに入所することがあるんです。今いる夫婦舎は、もう自分たちの家です。その家で死を迎えたい」。そう聞いて、ぼくが今やろうとしている「在宅ホスピス運動」って、たかが知れてる、と思った。

国内移民

「東京圏高齢者の移住提言」と記した朝刊のトップの見出しを見て、これが今の日本の偽らざる現実か、と思った。

今後一〇年で、東京圏の七五歳以上の高齢者は五七二万人に増加。介護力及ばず、鳥取や青森、秋田、山形などの四一地域への移住を民間組織「日本創成会議」は考えているという。コーヒー店のスタバ開設は日本で一番最後、だった鳥取県が、高齢者移住では、日本で一番最初の県になるのか、と鳥取在住のひねくれ者は思った。

「東京圏」に住む高齢者は、元々どこが故郷だったんだろう。東京圏、という人もあれば、故郷を離れて東京にやってきた人もあろう。強制的に四一地域への移住を命じれば、

「介護力を期待された若者は、既に故郷を去り、異郷の東京圏へ移住した」と返されるだろう。高齢者にとっては、徴兵制ならぬ徴老制。赤紙ならぬ黄紙が来ることにおびえる。〈故郷〉と〈異郷〉。どの国、どの時代であっても予期せぬ場面で絶えることなく浮上してくる大切な課題。日本人の多くが知り、準国歌と呼んでもいいかと思う「故郷」(高野辰之・作詞、岡野貞一・作曲)は、多くのハンセン病療養所の盲導響で流れているが、その三番の歌詞にはこう記されている。「こころざしを果たしていつの日にか帰らん　山はあおき　故郷　水は清き　故郷」。

国内移民を余儀なくされる高齢者。ひょっとするとヨネさんもその中にいるかも知れない。その人たちにとって〈故郷〉、〈異郷〉って何だろう。どう映るんだろう。

〈コミュニケーション〉と〈ディスコミュニケーション〉

コミュニケーション

高校生まで鳥取で過ごした。進学校だったこともあったのだろう、受験教育が中心だった。新聞部に所属していて、「受験教育に偏っている」と学校を批判し、特集を組み、校長と喧嘩した。校長は「戦争に負けてはいけない。体を鍛えろ」と言う人だった。体を鍛えて相手を組み伏せることは悪いことだと、その時、高校生のぼくは思った。体を鍛えることを避けた。体を鍛えること自体、悪いことではなかったのに。

「文化とは何か?」と「倫理・社会」という受験教育の花道からは逸れた科目担当の若き教師が問うた。前日、広辞苑から書き写した「文化」の定義みたいなものを手を挙げて読んだ。先生は言った。「ぼくが知りたいのは、君の考えだ」。

今もきっとそうだと思う。体も思考も伸び盛りの高校生たち、原っぱには大切な言葉たちがニョキニョキ生えてきているのを察知しながら、そこへ飛び立って行くことは禁じられている。マークシート試験対策の、知識の詰め込み教育の籠にすっぽりと囲われた鳥のようだ。

浪人生のあと、大学生になった。下宿の、別の大学の先輩が「うちの授業、面白いよ、来てみない」と声を掛けてくれた。先輩の所属するゼミは「コミュニケーション論」。コミュニケーションって、それだけで「論」になったり、「ゼミ」になったりするようなことだったのかと思った。コミュニケーションって、発信して受信することくらいに思っていた。

教室には学生がいっぱいいた。ぼくの大学の教室はいつも閑散としていたのに。教壇に立っているのはゼミの学生。教師はその横の椅子に座って、頷きながら、時々笑いながら、聴衆の一人として授業を聞いていた。教室のあちこちで、何かがニョキニョキ芽を出していた。

変わること

ゼミの教師は鶴見俊輔さん。初めて見る人だった。高校や予備校や自分の大学の教師とは違っていた。自分の方向(思想)があり、包容力が大きく、語りかける力が豊かだった。ゼミの最後に鶴見さんは教壇に立って、短く、こう言った。

「コミュニケーションって、AからBへ、BからAへ伝達すること、ではないんです。AがBへ伝えたことをBが受け止めて、はてと考え、考え込み、考え深め、考え直し、それをAに返す。するとAははて、と考え、考え深め、そうかあ、あっ、まてよ、なぜなんだろうと新たな疑問にぶつかり、それをBに投げ返す。問われたBは思いついた新しい考えをAへ。Aは別の新しい考えをBへ。それぞれが紆余曲折を経て、いつの間にかAはA′にBはB′に変わる。変わるということがコミュニケーションの大切なところですね」。

(ぼくなりのまとめ)

驚いた。ぼくはそれまで、コミュニケーションと言えば、例えば空にぶら下がってる電話線を思い浮かべていたくらいだ。電話線があるおかげで、AとBはやりとりできる、コミュニケーションが取れる。それが雷や事故か何かで切断されるとコミュニケーションは取れなくなる。大切なのは電話線だ、と思ってた節がある。今思えば、それも勿論大切だけど、それってひとつのコミュニケーションツール(道具、方法)というだけのこと。

まどみちおさん作詞のうたを思い出す。

「やぎさんゆうびん」——しろやぎさんからおてがみついた　くろやぎさんたらよまずにたべた　しかたがないのでおてがみかいた　さっきのてがみのごようじなあに／くろやぎさんからおてがみついた　しろやぎさんたらよまずにたべた　しかたがないのでおてがみかいた　さっきのてがみのごようじなあに

ここにコミュニケーションはないと考えるのか、あると考えるのか。一見、ないように見えているが。

ムンテラ&I・C

医者になった。病気が診断できるようにならねばと、研修医は皆必死だった。レントゲンが読め、血液検査から診断推測し、内視鏡などの技術を覚え、胸水穿刺、腹水穿刺、骨髄穿刺、腰椎穿刺をこなさねばならず、患者さんが重症だとそんな時の対処を身につけねばならず、毎日は飛ぶように過ぎていった。「徳永、ムンテラはしてあるか」と先輩医師は言った。ムンテラ？　なんだそれ？　と思った。ドイツ語の「Mund」（口の意）と英語の「Therapy」（治療）を合わせた医療の業界語のようだった。「家族や本人に上手に説明してあるか」ということなのだが、響きとしては「上手く言いくるめてあるか」という感じがした。「ムンテラ」の時間もなく、覚えることに追われていた。四〇年以上前のことなので、医師の権威は大きかった。患者さんと家族は医師に乞い願い、「はい」や「は、はあ」と言って従う、という時代だった。若い医者の権威は微小で、患者さんや家族も気楽そうだった。「がんの患者さんにがんと言うな」と言う時代で、「そこのところも、ちゃんとムンテラしとけよ」が主流、そんな時代だった。

時代は変わって、様々な医療検査器が登場した。治療技術、治療薬も進歩した。がんへの対応も変化した。がんの患者さんにがんと知ってもらわねばならなくなった。がんの末期になった時の対応も変わってきた。医療者がていねいに説明し、患者さんと家族が納得して進めていく医療が求められるようになった。

権威的な医者の姿は減り、患者さんの目線で、医療もケアも進んでいくことが求められた。そのことはインフォームドコンセント（I・Cと略される）と呼ばれた。一見、良いことに思えた。良いことだから、医療現場は、I・Cを徹底するようにと指令した。一律にI・Cとなると、逆に良さが消えていくのを感じた。

「がんです。Ⅲ期です。手術をして、抗がん剤の治療を受けましょう。五年生存率は、残念ですが三〇％です。何もしない、という選択もあります。五年生存率は、〇％です。

以上、説明をしました。ここに署名と捺印、お願いします」

臨床でのコミュニケーションを形式的にでも育てようとするI・Cにも落とし穴はある。形式はしばしばコミュニケーションと乖離する。紋切型のインフォームドコンセントは、ムンテラ以上に、コミュニケーションを閉ざす。

ディスコミュニケーション

鶴見さんから初めて聞く言葉は、他にもいくつもあったが、「ディスコミュニケーション」もその一つだった。コミュニケーションより深い言葉、として心に残った。聞こえない、見えない、話せない、書けない、差別を受けている、心が開けないことに出会った、など、コミュニケーションが成立しない場面、つまりディスコミュニケーションの場面こそが大切なんだ、ディスコミュニケーションがあるからこそ、コミュニケーションと言う言葉がある、と教えられた。

臨床には、ディスコミュニケーションの場面がいくつもあった。臨床って、ディスコミュニケーションの塊のような場だった。死を抱える場だから、「生きたい」「もう死にたい」が共にこだまする場で、コミュニケーションがスムーズに実現することは至難の場だ。

I・Cだってディスコミュニケーションになる。学ばねばならないことは多い。

医者になって二〇年目のころ、ワシントンにホスピス研修に行った。ホスピスケアの専任ナースが、レクチャーをしてくれた。「大切なことは三つのC、comfort, communication, choice」と言った。「comfort」(快適)は痛みや各種症状のコントロールをすること。「choice」は場面ごとに選択肢を説明し、選ぶのは「あなた」と言ってあげること。ツアーの間、「choice」は流行語になった。仲間の一人が、「良いコミュニケーションを獲得するコツは?」と聞いた時だった。専任ナースが「グッドクエッションン」と言って、「日本に帰って誰にも教えないで、内緒よ」と言ってウィンクして、ひと言放った。

「オンリー、リスニング」

〈開〉と〈閉〉

隣り合わせの二文字

つい、門構えの字を並べてみた。門、閂、閃、閉、開。画数を一つずつ増やしてみた。門は門を閉めるための棒、かんぬきのこと。閃は、人や光がチラッと門の向こうに見えること。閉は、とじると読んだりしめると読む。開は閉の反対語で、ひらくと読み、あけると読む。

「開」は、窓を開けると空気が入ってくるとか、水門を開けるとそこに水が入ってくるとか、流動する自然現象が浮かんでくる。「閉」は逆で、流れを遮断し動きは停止し、淀み、沈殿し、でも一方では少し心落ち着く様子が浮かぶ。

学校を開くのは「開校」、夢と希望を感じさせる。生徒数減少で学校を閉じるのは「閉校」。少しさみしい。お店なら、「開店」と「閉店」。コンビニの場合って、「閉店」ってあるんだろうか。お医者さんだと「開院」、齢を取って「閉院」。いや、「開業」と「閉業」

かも知れない。老人施設など介護系だと、「開所」と「閉所」。今はあちこちにいろいろな種類の老人系施設が開かれている。いつの日にか閉じていく。時代の宿命。変わらぬものは家か。いや一軒一軒の家にも、「開家族」、「閉家族」のようなことは生じる。宿命。

政治的、歴史的に大きなことは「開国」だろうか。私たち国民も大きな影響を受ける。反対は「閉国」とは言わず「鎖国」。鎖は閉鎖の鎖。くさりだ。閉よりも重々しいのだろう。「開戦」がある。開ならば何もが良きもの、ではないということが分かる。反対は「閉戦」とは言わない。「終戦」。他動詞の「閉」を使わず自動詞かと惑う「終」を使っているように思えるが、なぜなんだろう。

「開」と「閉」、意味する世界は遠いのに、漢和辞典では隣り合わせ。

道路で小学生が、ぐっちょきぱーをしている。手のひらを開く、閉じる、を使った遊び。不滅の遊び。

日常の開と閉

朝、歯磨きチューブのフタを開け、歯ブラシに練りハミガキを乗せ、フタを閉める。水道の蛇口を開け、水を汲み、蛇口を閉める。トースターの窓を開け、食パンを乗せ、閉める。冷蔵庫を開け、ジャムと牛乳を取り出し、閉める。レンジも同様。温まった牛乳を取り出し、閉める。ジャム、同様。車のドアを開け、閉める。診療所の玄関、自動。朝の申し送りを開く。三〇分で閉じる。診察が始まる。CTを立ち上げる。ゴム印を使うこと多く、スタンプのフタを開けたり閉めたり。売店で手作りケーキを買う。財布を開け、閉める。トイレに行きチャックを開け、用を足しチャックを閉める。

回診する。病室のドアを開け、閉め、ベッドサイドに行くと、看護師が寝衣の胸元を開ける。診察が済むと、寝衣を直し、ドアを開け、閉め、詰所に寄る。カルテを開き記載し、閉じて元の位置に戻す。一通り仕事を終えてCTを閉じる。家路につく。車のドアを閉める。家のドアを開ける。夕食前にワインの栓を開ける。一服し、ワインのフタを閉める。お風呂のフタを開け、湯舟につかる。一服する。湯舟にフタをする。

日常は、絶え間なき開閉の場、と知る。

体の開と閉

体にも、いや体にこそ「開」と「閉」はある。「あーんして」と、赤子や老人を前に、母親や介護者は重湯をスプーンに乗せる。口は開く。重湯が舌に乗る。口は閉じる。ごっくん。咽頭や食道の道は開かれていく。同時に、重湯が気道に入っていかぬよう声帯は閉まり、空気の道は閉じていく。

先天性の食道閉鎖などの消化管閉鎖、鎖肛がある。口から肛門までが開いてないと、生命は守られない。体中に血液を送る仕事をしている心臓の弁は、常に、開いたり閉じたりを繰り返す。開だけでも閉だけでも、生命は終わる。弁の開閉のおかげで、いのちの現象は維持される。

老齢化して動脈硬化を生じ、下腿や足背に血液が流れにくくなるのを閉塞性動脈硬化症と呼ぶ。場合によると、切断を余儀なくされる。年齢とともに、身体は閉に傾く。いや違う。膀胱や肛門の括約筋が十分に閉まらず、失禁することが多くなる。自尊感情は躓く。老いとともに体は開に傾く部分もある。

病気ではなく、毎日誰もが開閉でお世話になっているものがある。瞼だ。瞼を閉じ、眠り、朝を迎えて、目は開く。体の開閉の旗手は、瞼かも知れない。

ふと考えた。皮膚に「開」と「閉」ってあるのか。あるのではないかと思う。なつかしい友、親しい人と抱き合う時、皮膚は開いてる。いじめや拷問を受ける時、皮膚はきっと閉じる。

言葉の開と閉

モノローグ（一人語）とダイアローグ（二人語）がある。モノローグは一方向的な語り。先生が生徒に、やや上から算数や漢字を教える時の語り。政治家の演説、検察官の取り調べ、裁判官の判決などはモノローグ。他を許容せず、一方向に放たれる言葉。ダイアローグは対話。相手の語ったことを受け止め、それに反応し、自分の気持ちを言葉にする。ダイアローグは開かれた言葉のやりとり。

最近出版された本に、『オープンダイアローグとは何か』（斎藤環著・訳、医学書院、二〇一五年）がある。心の変調を生じ困惑している患者さんと家族が出現した時、二四時間以内に、医師、ナース、保健師、ソーシャルワーカー、臨床心理士が集まり、そこで前もっての脚本なしで、自分はどう思うかを皆で話し合う。あらかじめの結論はない。言ってみれば脚本なしのライブ。閉じた質問（はい、いいえで、答えられる質問）も必要となるが、多くは開かれた中のやりとり。患者さんや家族の力になりたいという気持ちが要る。誠意、熱意、敬意が要る。結論を急がぬ、おだやかさが要る。言葉の土壌が閉じてなければ、土壌に落ちた種が、芽を出す。人に届く言葉は、開かれた土壌で発芽する。オープンダイアローグは、そんな土壌の上で繰り広げられる。「手術を受けなさい」「薬を飲みなさい」だけの命令口調のモノローグだけでは心に届かない。開かれた言葉を使うダイアローグが心を開く。貴重な言葉を記そう。「ダイアローグのゴールは合意に達することではない。合意や結論は副産物だ。大切なことは、一つのテーブルにつき、皆が対談の席で心を開いて話す時間を過ごすことだ」、と。

心の開閉

心はほんとは開きたい、朝顔や夕顔のように。でも叱られたり、叩かれると、心は閉じる、朝顔や夕顔のように。

心がしょぼなえる理由はいろいろ。遺伝、家庭や職場のストレス、体の病気。ハンセン病のため強制収容された人たち、捕虜となって拷問を受けた人たちの心の閉じ方、閉ざされ方は、想像を超える。今、自閉症スペクトラムという言葉で、心の閉ざされた人たちに応じようという動きがある。戦時でなく、平和な時代であっても(であればこそ)心は閉じていきやすい。自閉症、と病名を決めて、薬を処方するだけではない工夫が求められる。自然と出会うこと、旅、農業労働、何でもない日常の暮らし、人や動物の出会いなど。

「心」をひとりごころと読み、「情」をふたりごころと読んだ俳人がいるが、他人に対し、「心」は閉じ、「情」は開いている、と書いていたのを思い出す。情をどう作り上げるか、そして、自閉症者の自閉の中にある大切なものにどう出会えるか。私たちや、社会への問いだろう。

山陰海岸の岩場に棲息する百円硬貨大のイソギンチャクを思い浮かべる。たくさんの触手を開き、海水の中で触手はゆらりと揺れている。一本の触手に何か触れると、全ての触手が一斉に閉じる。いのちの取り込み。イソギンチャクは、生命体は開と閉で、そして心も開と閉で成り立つ、ということを隠喩として教えてくれているように思える。

〈⊕言葉〉と〈⊖言葉〉

日々の矛盾

テレビを見たり、消したり、病室に入ったり、出たり。そうして臨床の日々を綴る。綴りながら、反対言葉を考える。

「ここまでやってこられたのは、ステロイド薬のおかげ」と、日曜日の診療所のカンファランスルームでぼくは、八二歳のKさんの病状を家族に説明する。がんと診断して七年、最近足の力衰え、歩行不能に。「そのステロイド服用が長期になって、副作用のミオパチー（筋肉萎縮）を生じたようです」。再発後の体力低下に、薬の副作用が重なる。薬は両刃の剣。作用と副作用の両方を保有する。

家に帰ってテレビを見る。アメリカの銃規制についてのニュースが流れていた。交通事故による死者、アメリカで年間約三万五千人。一方、銃による死者、年間約三万千人。銃保有を規制しようとする大統領の方針に、全米ライフル協会の会長がコメントした。「身を守るための銃だ。規制には反対する」。

別の日、新聞は「安全保障関連法」が参議院を通過した、と報じていた。国民の多数が反対であっても、少数意見が議会を通過する。政治の本質の一端だろう。戦後七〇年で戦争に関する報道が多かったが、その中に「平和を守るため、戦争は必要」と海外の軍人がテレビでカメラに向かって語っていた。矛盾。

そうして中国も、平和のための盛大な軍事パレードを披露した。軍備拡張のために利用する言葉、戦争を射程に入れた時の言葉はどこでも決まっている、「平和」。戦争は「矛」、平和は「盾」。

別の日の矛盾

さらに別の日の夕方の外来。一人暮らしの五〇代の女性がやってきた。かつては過呼吸になったり、大量服薬で運ばれたりした。障害を持つ息子さんを抱え施設の世話になったり、職場での人付き合いのトラブルで落ち込んだり、早期がんが見つかったり。それでも昔からの女友だちにしゃべって救われたり。その日の夕方は、いつになく明るい顔。「どうされました?」と尋ねると、「さみしい」。話はこうだった。お盆、何もすることないと思っていると、児童養護施設で働いている娘が、担当の、中一と小三の女の子を連れてやってきた。帰る家がない子どもさんで、「まあ、里帰りのようなもん」と娘。可愛いと思って、お昼ご飯にカレーを作った。懐かしい家庭の時間が戻ったようで嬉しかった。夕ご飯も作ることになった。炊き込みご飯。いつもは面倒な台所仕事が楽しかった。三人が帰ってまた一人。「娘からのプレゼントと思ってます。でも、今、少しさみしい」。

外来が終わって病室へ行く。がんの末期の男性の腹水を抜く。「治して下さいよ先生。あんた、がんばらんといけんよ」と、認知障害のある奥さん。「私は治って欲しい」とぼくの手をつかむ。そのあと息子や娘さんから現状を説明され、「ほんとかあ、悲しいなあ。お父さん苦しいなあ」、とご主人の手をつかんだ。

家に帰って夜見たテレビには、福島の原発事故被災地で避難指示一時解除でわが家に帰ってきた材木屋さん夫婦が映っていた。「帰ってみたかった。放ったらかしで家を出てたから。木たちも放ったらかし。死にたいです、ここを片付けて死にたいです」と話していた。普通人は「生きたい」、と言う。この夫婦の「死にたい」には、木のいのちを含め、奥行きがあった。人も社会も臨床も、毎日矛盾に直面する。皆が、矛盾の中を生きる。

言葉の分化

色も音も、方角も時も二分法で収まらない。食べ物も着る物も。履物も乗り物も住まいも収まらない。〈多種多様〉、それが存在の原則だろう。いのちの形も思想や芸術の形も人柄も。でも人間は二分法に拘泥してきた。強いか弱いか、富めるか貧しいか、賢いか愚か か、意味あるかないか、国の為かそうでないか。

言葉も宇宙に似て、本質はガス。ガスに名を付けるのは不心得者だが、言葉のガスに孫悟空が㊉極と㊀極を持つ一ｍくらいの棒を振り回す。そこそこの言葉が㊉極側と㊀極側に分かれる。

昼と夜、光と闇、上と下、右と左、高いと低い、浅いと深い、早いと遅い、男と女、老人と子ども、家族とよそんちの人、自と他、善と悪、ＯＮとＯＦＦ、空腹と満腹、うそとほんと、家と施設、結婚と離婚、抵抗と服従、信頼と裏切り、共有と私有、長所と欠点、始まりと終わり、覚醒と睡眠、好きと嫌いなど。㊉極と㊀極に言葉たちは集まってくる。㊉言葉と㊀言葉と呼んでみる。

原始も古代も、平安も江戸も、それぞれの㊉言葉、㊀言葉があっただろう。近代社会に入ると、経済社会となり、効率が求められる。教育界にもその影響が深く入り込む。㊉言葉、㊀言葉のような二分化言葉が増え、さらに、言葉は一元化に向かう。「正しい答えは一つ」という教育が幼少期から行われる。人間が自分で答えを編み出す前に、本の後ろの「正解欄」を見て、自分の思考を正す時代になって、それから、相当な月日が経つ。「正しい答え」を出さなかった人を、先生と親と社会は蔑んだ目で見てきた。

反対言葉の融合現象

例えば、病人が病院に運ばれたとする。「家族は？」と尋ねると、「ない」と返ってくる。ひとり暮らし。「家族は思いやりあり、やさしく、いつもそばにいる」のが正しい答え、という風潮が日本には残る。そう思われても、ないものはない。時代は自転ではなく、ゆっくり、大きく公転している。懐かしい村落共同体は今遠い。どうやったらそれを修復取得できるか。大きな課題。

「自然は人間にとって、恵みの主人」が正しい答え。そう願われても自然は困る。大雪、豪雨、火山爆発、地震なども自然の本質。「人間、健康であらねば」や「若さの継続を」と願われても身体は困る。「認知症症状を出さないよう」と願われても老人は困る。「清く、正しく、明るく」と願われても心は困る。

⊕言葉と⊖言葉の反対言葉が屹立して登場しやすい領域は、と考えてみる。身体、心、家族、老い、死、それに臨床、社会、戦場。忘れるところだった、日常生活そのもの、もそうだ。全て、か。

一極の言葉で覆って事を済ませようとするのは、教育、会社、政治、戦争、だろうか。管理社会は一極言葉の領域だ。

生理学が留めている「ホメオスターシス」、という言葉を思い出したい。「闘うか逃げるか」という場面、交感神経が働き、生体に熱が加わり体温が上昇する。すると、発汗し体温を下げるという副交感神経の作動が別方向の反応を生じ、体温の恒常性を保つという生体のしくみ。

ここにヒントを借りよう。⊕極だけで電流は流れず、⊖極が必要なように、地球もN極だけでなくS極があるように、私たちの身の回りの多くが、相異なる二つの言葉で成り立つ。急いだり押し付けることを避け、ちょっと待ち、赦し、悼み、敬い、謝る時、⊕言葉と⊖言葉はいつの間にか融合現象を生じ、それまでになかった、思いがけない言葉を作っていく。言葉だけに留まらない。行間に在るもの。行間と行間の融合現象が、思いがけない世界を作っていく、そんな気がしてくる。

庭の木々、草花

九月の日曜日の午後、テレビをつけていると、アメリカのバーモント州の町はずれで、自給自足の一人暮らしをしていた絵本作家で園芸家のターシャ・テューダーさんが映っていた。広大な庭に様々な樹木、草花を育て、高齢になっても草取りをしていた。昨日と違う今日の草花、樹木を見つけるのが人生の楽しみ、と語っていた。耳に留まったのは次のような発言だった。「庭の木々たちも、私の方針で育ってるのではありません。隣同士の木々たちが、三〇年の間、互いに折り合いをつけ、枝を伸ばしたり、休めたりしてるのでしょう。地の草花も」。

㊉言葉と㊀言葉は、ターシャさんの広い庭の木々草花と同じだ、と思った。

初出一覧

「初心巡礼」、『図書』二〇〇二年八月号
「反対言葉の群生地」、『図書』二〇一一年一月号
その他は、『図書』連載「どちらであっても」二〇一四年一月—二〇一五年一二月号

徳永 進

1948年生まれ．内科医．京都大学医学部卒業．鳥取赤十字病院内科部長を経て，2001年鳥取市内にホスピスケアを行う有床診療所「野の花診療所」を開設．1992年地域医療への貢献を認められ第1回若月賞を受賞．
著書に『死の中の笑み』(講談社ノンフィクション賞受賞)，『隔離』，『臨床に吹く風』，『カルテの向こうに』，『死の文化を豊かに』，『野の花診療所の一日』，『老いるもよし』，『野の花ホスピスだより』，『死ぬのは，こわい？』，『こんなときどうする？——臨床のなかの問い』，『野の花あったか話』など多数．

どちらであっても——臨床は反対言葉の群生地

2016年2月24日　第1刷発行

著 者　徳《とく》永《なが》 進《すすむ》

発行者　岡本 厚

発行所　株式会社 岩波書店
〒101-8002 東京都千代田区一ツ橋2-5-5
電話案内 03-5210-4000
http://www.iwanami.co.jp/

印刷・法令印刷　カバー・半七印刷　製本・松岳社

ISBN 978-4-00-061089-6　Printed in Japan